AF475960

CONTRIBUTION A L'ÉTUDE

DU

LYMPHADÉNOME

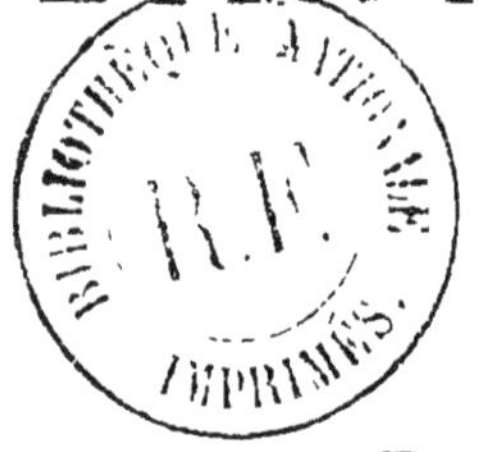

PAR

R. DARRASSE,

Docteur en médecine de la Faculté de Paris.

PARIS

V. ADRIEN DELAHAYE ET Ce, LIBRAIRES-EDITEURS,

Place de l'École-de-Médecine.

1876

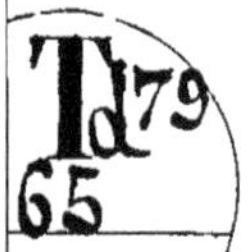

CONTRIBUTION A L'ÉTUDE

DU LYMPHADÉNOME

(T, 79

CONTRIBUTION A L'ÉTUDE

DU

LYMPHADÉNOME

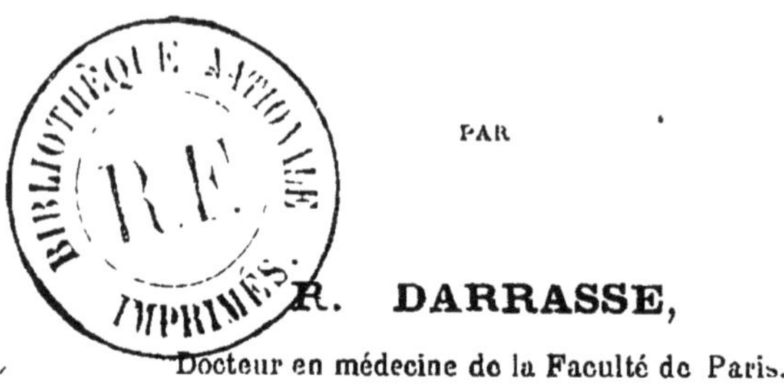

PAR

R. DARRASSE,

Docteur en médecine de la Faculté de Paris.

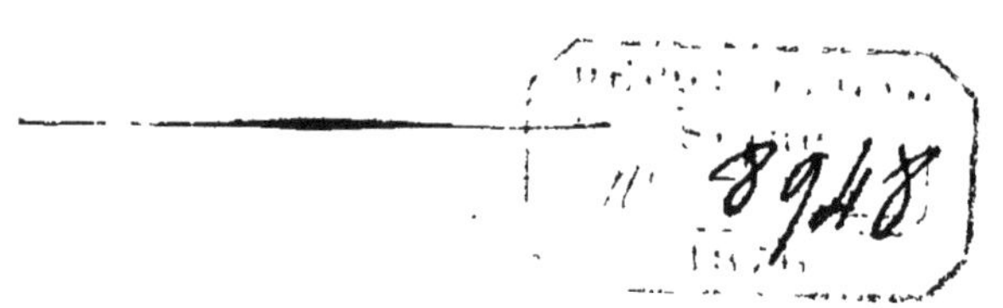

PARIS

V. ADRIEN DELAHAYE ET Ce, LIBRAIRES-EDITEURS,

Place de l'École-de-Médecine.

1876

CONTRIBUTION A L'ÉTUDE

DU

LYMPHADÉNOME

HISTORIQUE

L'histoire du lymphadénome est de date relativement récente. La nature de ces tumeurs fut longtemps méconnue, car on trouve souvent dans les auteurs des observations qui se rapportent évidemment à cette maladie et que l'on faisait rentrer, suivant les cas, dans les manifestations de la scrofule ou du cancer. Toutefois Velpeau (1), dans ses leçons cliniques (1839), parle de l'extirpation de ganglions hypertrophiés sans qu'il y ait trace de scrofule.

En 1845 et à un mois de distance, Bennett (2) le premier, puis Virchow firent observer la relation qui existe entre certaines tumeurs ganglionnaires, l'hypertrophie de la rate et l'augmentation du nombre des globules blancs dans le sang. Virchow (3) reconnaît cependant que cette coïncidence avait été remarquée plusieurs an-

(1) Velpeau. Leçons orales de clinique, t. III.
(2) Bennett. Edinburg, Med. and surg. journal, oct. 1845.
(3) Virchow. Traité des tumeurs, t. III.

nées auparavant par Barth (1) et Donné. Quelques années après il signala l'existence de productions de nature lymphatique dans le foie et le rein (1847).

En 1854 (2) M. le professeur Verneuil attira l'attention sur une hypertrophie des ganglions, où l'on ne découvre que leurs éléments normaux.

Plusieurs cas d'hypertrophie ganglionnaire plus ou moins généralisée ayant été observés, dans lesquels le nombre des globules blancs n'était pas augmenté, on les réunit et on les rapprocha d'une affection décrite par Hodgkin (1832) longtemps avant les travaux de Virchow et Bennett. C'est de cette époque que datent les observations de M. Laboulbène (3) (1852) et de Bonfils (1856) (4).

En 1860 (5), dans sa thèse de concours, M. le professeur Potain exposa les symptômes occasionnés par les dégénérescences des ganglions viscéraux, les accidents de compression qu'ils déterminent et la cachexie que leur hypertrophie entraîne. A peu près à la même époque, M. Cossy (6), médecin des eaux de Lavey où étaient traités un grand nombre de scrofuleux, réunit dans un mémoire plusieurs cas d'hypertrophie ganglionnaire indépendants de la scrofule et de la leucocythémie. MM. Potain et M. Perrin publièrent l'année suivante deux observations de tumeurs lymphatiques ayant entraîné la cachexie chez des malades âgés (7).

(1) Société médicale des hôpitaux, 1855, p. 39.
(2) *Gaz. hebd.*, 1854.
(3) Laboulbène. *Gaz. méd.*, 1865.
(4) Bonfils. Société médicale d'observation, 1856.
(5) Potain. Thèse d'agrégation, 1860.
(6) Cossy. *Echo médical*, Neufchâtel, 1861.
(7) Bulletin de la Société Anat., 1861.

Quelques années plus tard, Trousseau ayant réuni ses observations personnelles à celles de Leudet de Rouen et à celles dont nous avons parlé, fit plusieurs leçons sur cette nouvelle affection, à laquelle il donna le nom d'adénie pour la distinguer de l'hypertrophie accompagnée de leucocythémie (1).

Les leçons de Trousseau eurent un grand retentissement et provoquèrent de nombreux travaux (1865-66).

En même temps, en Allemagne, Wunderlich publiait son travail sur le pseudo-leucémie, dont une analyse a été donnée par M. Spillmann dans les *Archives de médecine* (2).

En 1867, MM. Ollivier et Ranvier publient le résultat de leurs recherches histologiques sur les néoplasmes nouvellement décrits. A partir de ce moment, on trouve dans les jonrnaux de nombreuses observations où l'examen des tumeurs a été fait par eux. Dans le traité d'histologie pathologique de MM. Cornil et Ranvier se trouve exposée la constitution anatomique de ces tumeurs, auxquelles ils donnent le nom de lymphadénomes. Billroth, dans son traité publié la même année, consacre un chapitre aux lymphadénomes et signale la transformation de ces tumeurs a néoplasmes malins et infectieux (adéno-sarcomes).

Virchow, dans son traité des tumeurs, comprend sous le nom de lymphomes toutes les productions de nature lymphatique. Il désigne sous le nom de lympho-sarcomes les hyperplasies ganglionnaires indépendantes de la leucémie, et les divise en

(1) Trousseau. Clinique, t. III.
(2) Arch. gén. de méd., 1867.
(3) Bilroth. Pathologie chirurgicale générale.

deux formes : 1° La forme dure, où prédomine le tissu connectif, 2° la forme molle où l'emporte la prolifération cellulaire. Il signale dans cette dernière forme des cellules plus grandes que les cellules lymphatiques ordinaires, et fait ressortir les propriétés malignes de ces tumeurs.

En 1870, M. le professeur Potain publie, dans le Dictionnaire encyclopédique, un article sur les maladies des ganglions lymphatiques et les lymphomes

C'est surtout en 1872 que les tumeurs lymphatiques attirèrent l'attention des chirurgiens. Déjà M. Verneuil (1864) et M. Gosselin (1870) en avaient discuté à la Société de chirurgie l'opportunité opératoire. Après la relation d'un cas bien connu, faite dans cette assemblée par M. le professeur Trélat, M. Verneuil cita de nombreuses observations et donna le résultat des opérations qu'il avait pratiquées sur des tumeurs de ce genre. On trouve également dans cette discussion la relation de trois observations de M. Panas, qui conclut en donnant les indications et contre-indications opératoires. Une commission fut nommée pour réunir de nouveaux faits.

Cette discussion fut le point de départ de nombreuses recherches, et plusieurs thèses furent publiées sur le sujet mis à l'étude (1).

En 1874, M. Demange rapprocha dans sa thèse l'affection connue sous le nom de mycosis fongoïde des lymphadénomes et donna les caractères de la lymphadénie primitive dans les viscères. Quelque temps auparavant, M. Kelsch avait publié, dans le Bulletin de la Société ana-

(1) Thèses de MM. Audineau, Legallois, Grocler, Goglioso (Paris). Thèse de concours de M. Bergeron.

tomique (1), une observation très-intéressante de lymphadénie osseuse et viscérale et rapproché les faits intéressants qu'il venait de constater de ceux déjà étudiés par les histologistes, MM. Cornil, Ranvier, Malassez et Nepveu.

MM. Labadie-Lagrave et Jaccoud ont publié, l'année dernière, dans le Dictionnaire de chirurgie et de médecine, un long article sur la leucocythémie tout en reconnaissant qu'elle n'est qu'un phénomène accessoire de la maladie à laquelle ils ont donné le nom de diathèse lymphogène. Ils font rentrer le lymphadenome et le lymphosarcome dans cette diathèse, et s'étendent peu sur l'intervention chirurgicale que ces tumeurs peuvent réclamer.

Depuis, on trouve dans les journaux, et en particulier, dans le *Progrès Médical* (2) (1874-1876), quelques observations qui seront citées plus loin. Enfin, une des dernières publications sur le sujet qui nous occupe est l'article inséré par MM. Le Dentu et Longuet, dans le Dictionnaire de médecine et de chirurgie pratiques.

Cet exposé de l'histoire du lymphadénome est nécessairement très-écourté. De nombreuses indications bibliographiques concernant le sujet qui nous traitons seront trouvées dans la thèse de M. Grocler (1873) et à la fin de l'article leucocythémie du Dictionnaire de médecine et de chirurgie pratiques, t. xx.

(1) Bulletin de la Société anat., 1873.

(2) *Progrès médical*, 1874. Obs. Marchand, Pasturant Obs. Garnier et Ledouble Obs. Barrié, et Letulle. (1876).

INTRODUCTION.

En entreprenant ce travail sur les lymphadénomes, nous n'avons pas la prétention de donner un exposé complet de toutes les questions qui se rapportent à l'histoire de ces tumeurs. Certains points ont été déjà traités longuement. L'anatomie pathologique et l'histologie en particulier ont été dans les auteurs, et surtout à la suite des observations, l'objet d'études approfondies; aussi nous nous étendrons peu sur cette division du sujet qui occupe.

Nous essaierons de donner plus de développement à la partie clinique et surtout à la thérapeutique de cette affection. La description de la période cachectique qui termine souvent la lymphadénie généralisée (adénie), a été l'objet de travaux nombreux faits par les médecins, aussi nous dispenserons nous d'entrer à ce sujet dans des détails qui nous eussent entraîné trop loin.

ANATOMIE PATHOLOGIQUE.

Cette partie de l'histoire des lymphadénomes purs ou bénins et des lymphodénomes malins ou lymphosarcomes a été fort étudiée par les auteurs et l'importance qu'ils lui donnent est bien justifiée par le besoin de fixer la nature de cette maladie.

Comme la constitution histologique révèle les caractères distinctifs de cette affection .et sert à en classer les divisions, je commencerai par donner un court résumé de l'examen microscopique qui se trouve à la fin des observations et dans le livre de MM. Cornil et Ranvier. J'étudierai ensuite les dispositions anatomiques principales des tumeurs formées dans les régions ganglionnaires et je terminerai en exposant rapidement la disposition des lymphadénomes primitifs ou secondaires dans les autres parties de l'économie.

Dans leur traité d'histologie, MM. Cornil et Ranvier ont fixé les caractères du lymphadénome en général. Plus tard, après avoir examiné les pièces des observations de MM. Trélat et Lannelongue, ils ont exposé les différences qui existent entre les types purs et deux autres variétés de tumeurs plus malignes, les lymphosarcomes (1).

Lymphadénomes purs ou bénins. — « Ces tumeurs, disent MM. Cornil et Ranvier, donnent en râclant la surface de section un suc laiteux très-abondant, exactement comme le ferait un carcinome. Ce suc est constitué par des cellules de diverses grandeurs, $0^{mm},010$, $0^{mm},020$, avec un ou deux noyaux. D'autres sont plus volumineuses et chargées de noyaux. Ces cellules peuvent être colorées par du pigment sanguin à divers degrés de développement. On voit aussi dans ce suc des cellules d'apparence fusiforme en réalité aplaties, contenant des noyaux ovalaires et provenant de la paroi des vaisseaux. On y rencontre aussi des globules rouges, des noyaux provenant de la déchirure des cellules. Ces éléments ne sont pas pathognomoniques et ne peuvent différencier la tumeur du carcinome ou du sarcome.

(1) *Gaz. des hôp.*, 1872.

Aussi, pour définir ces tumeurs, faut-il en faire des sections minces après les avoir fait durcir dans l'alcool, puis chasser avec le pinceau les éléments libres. Le stroma réticulé qui fait la véritable caractéristique de ces tumeurs est alors mis en évidence. On voit ainsi le tissu réticulé partant des capillaires. Dans quelques-uns des points d'entrecroisement du réticulum on aperçoit des noyaux ovalaires. Dans les cas d'adénie les vaisseaux sont remplis de globules rouges qui ne se colorent pas par le carmin. Dans le cas de leucocythémie, les capillaires sont remplis de globules blancs colorés par le carmin » (1).

Lymphadénomes malins ou lympho-sarcomes. — Virchow, dans son traité des tumeurs, donne le nom de lymphosarcomes à toutes les tumeurs lymphatiques idiopathiques. Il les divise en durs et mous selon que la trame conjonctive ou l'élément cellulaire prédomine, mais il ne les distingue pas nettement des formes simplement hyperplasiques. Il fait cependant remarquer dans quelques cas le développement de cellules de dimensions considérables. C'est surtout à MM. Ranvier et Malassez que l'on doit la description exacte des lymphosarcomes. Ce mot, dit M. Ranvier, peut être pris dans deux sens différents, soit qu'on veuille exprimer une formation sarcomateuse pure développée dans les ganglions, soit qu'on veuille exprimer une formation sarcomateuse se transformant dans le sens du tissu ganglionnaire. Cette dernière variété serait le lympho-sarcome

(1) Cornil et Ranvier. Traité d'histologie pathologique.

vrai ou lymphadénome malin, composé de tissu lymphatique et d'éléments regardés comme sarcomateux.

MM. Cornil et Ranvier divisent les lympho-sarcomes vrais en deux variétés : 1° le lympho-sarcome à grandes cellules et le lympho-sarcome à gros réticulum. Le lympho-sarcome à grosses cellules, correspond à la forme molle de Virchow. Dans ces formes le réticulum normal des ganglions est énormément distendu par les cellules, si bien qu'on ne peut l'apercevoir avant le lavage au pinceau (Obs. 5). Les cellules sont, ou uniformément plus grosses que les cellules lymphatiques ordinaires, ou peuvent être à divers degrés de développement. (Obs. Trélat). Il peut enfin s'y mêler quelques cellules fusiformes, des orifices lacunaires (Obs. 5).

Les lympho-sarcomes à gros réticulum sont plus rarement observés que la variété molle. Ils se distinguent des autres formes par l'épaississement des fibrilles du réseau qui dans l'observation de M. Castiaux, étaient deux ou trois fois plus épaisses qu'à l'état normal. Dans l'observation Cauchois, la portion centrale de la tumeur était complètement fibreuse (1).

Les altérations histologiques du sang dans les lymphadénomes consistent parfois dans une augmentation du nombre des globules blancs du sang. Dans plusieurs observations la leucocythémie a été tardive. Elle a été quelquefois accompagnée de l'affaissement de quelques tumeurs. La diminution du nombre des globules rouges du sang sans leucocythémie a été également observée.

M. Grocler, dans sa thèse, donne la définition sui-

(1) Obs. Cauchois, in thèse de Grocler, 1875.

vante du lymphadénome basée sur l'histologie : « C'est une masse constituée par du tissu adénoïde de nouvelle formation ayant de la tendance à persister ou à s'accroître. » Cette définition, tout en ayant l'avantage d'étendre le point de départ du lymphadénome et d'expliquer sa formation hors des ganglions a l'inconvénient d'être incomplète et de rejeter hors de son cadre le lympho-sarcome, dont l'histoire clinique est, sous bien des rapports, inséparable de celle du lymphadénome pur.

Anatomie path. des lympadénomes. Caractères macroscopiques.—Au cou qui est leur siége le plus habituel, ces tumeurs sont constituées par de petites masses arrondies et isolées les unes des autres au début, si elles sont multiples. Leur consistance est dure, elles résistent à la coupe qui donne une surface de section de couleur uniforme, grisâtre ou gris jaunâtre. Cette surface paraît en outre mamelonnée et légèrement saillante.

Quoique paraissant avant l'extirpation, très-mobiles, les ganglions hypertrophiés sont unis aux parties voisines par des tractus celluleux très-résistants.

Les vaisseaux sanguins qui se rendent à ces tumeurs sont en outre augmentés de volume. Les veines en particulier sont dépourvues de valvules et se rendant directement à de gros troncs veineux restent béantes une fois qu'elles ont été divisées. Cette disposition est parfois la cause d'hémorrhagies.

A une époque plus avancée de leur hypertrophie, les ganglions, successivement envahis dans la région perdent leur indépendance et sont réunis par un gangue de tissu de même nature. Leur ensemble constitue alors une masse présentant autant de bosselures qu'il y avait de tumeurs primitives. Cependant dans l'observ. de M. Dolbeau, à la partie moyenne d'un lymphadénome énorme, les tumeurs médianes étaient indépendantes. Quoique douées d'une certaine mobilité, ces tumeurs ont souvent alors les connexions les plus intimes avec les parties voisines. Elles envoient des prolongements qui les unissent à des ganglions hypertrophiés des parties plus profondes ou des régions situées au-dessous de la tumeur principale. (Obs. Barrié) (1). En se développant ainsi, les tumeurs refoulent les parties voisines. Chez le malade de M. Dolbeau, les vaisseaux carotidiens étaient refoulés contre la trachée, le muscle sterno-cleïdo-mas-clédien était étalé à la surface de la tumeur, qui avait la grosseur d'une tête d'enfant. Dans une autre observation le larynx et la trachée étaient déviés du côté opposé.

Arrivés à ce volume, les lymphadénomes malins ne présentent plus la même homogénéité dans leur tissu. Le développement cellulaire est à des degrés différents dans les diverses parties de la tumeur, qui paraît en ces points plus ou moins ramollie. Dans les formes molles à développement cellulaire exagéré, des parties sont réduites en une espèce de pulpe rougeâtre semi-fluide.

On a trouvé, mais rarement des portions de tumeurs en voie de dégénérescence caséeuse (2). Dans l'obs. Cauchois le centre était au contraire envahi par des productions fibreuses plus dures. D'après Billroth et Frey les vaisseaux lymphatiques qui se rendent au ganglion

(1) *Progrès méd.*, 1876, mars, p. 237.
(2) Obs. III.

hypertrophié seraient oblitérés. Il n'en est pas de même des vaisseaux sanguins qui souvent sont très-volumineux. Comme dans tous les tissus de nouvelle formation, leurs parois sont fragiles et ils sont sujets à de nombreuses ruptures dans les tumeurs à développement rapide. On observe alors des foyers hémorrhagiques de diverses dates (Obs. Trélat). Malgré l'opinion contraire de Langhans (1), les lympho-sarcomes et même les lymphadénomes purs ont une grande tendance à envahir les tissus voisins. La peau qui les recouvre leur adhère souvent et est infiltrée de tissu de même nature; ce qui la prédispose à l'ulcération. Les veines et même les artères sont envahis par le tissu lymphatiques. On a observé des prolongements du néoplasme dans les veines, comme cela se voit pour le cancer. Dans le cas de M. Fouilhoux la tumeur avait perforé la carotide et il s'était formé un anévrysme dans la tumeur. Dans l'obs. Crocler, la résistance de la carotide et du nerf pneumogastrique étaient si diminuée, qu'ils cédèrent à l'autopsie à une légère traction sur la tumeur. Les nerf sont en outre souvent aplatis (Obs. Castiaux). Les os eux-mêmes n'échappent pas à cet envahissement par contiguïté. Dans l'obs. de M. Marchand, la tumeur était fixée au maxillaire (2). Dans un autre cas elle adhérait au sternum (3).

L'ulcération des lymphadénomes purs est très-rare; elle est plus fréquente dans les lympho-sarcomes. Dans l'obs. Bourdon, la tumeur présentait comme un plateau ulcéré, bordé d'une peau qui formait un liséré violacé,

(1) Arch. gén. de méd., 1872.
(2) *Progrès méd.*, 1874.
(3) Arch. gén. de méd. 1872.

dont les bords étaient taillés à pic. Des tractus de peau violacée formaient à la surface de l'ulcération des brides entre lesquelles la tumeur faisait hernie, sous forme de bourgeons exubérants, d'un rouge vif, granuleux comme des bourgeons charnus. Dans notre obs. (1), l'ulcération se montrait sous la forme d'un plateau saillant au-dessus de ses bords, et recouvert d'une eschare grisâtre. Dans l'obs. Heurtaux elle avait l'aspect d'un large champignon donnant un suintement séreux d'odeur fétide.

Dans les deux cas de lympho-sarcome de l'aîne que nous citons il n'y avait pas de particularités anatomiques à noter, il en est de même de ceux de l'aisselle (1).

Les amygdales ont été un certain nombre de fois le siége primitif du lymphadénome. Dans l'observation de M. Panas, le tissu était mou et friable, et la tumeur était ulcerée lorsque l'on en pratiqua le morcellement. Dans l'obs. Moxon le lympho-sarcome avait débuté par les ganglions du cou. Dans ce dernier cas, les follicules clos de la base de la langue étaient hypertrophiés.

Trois fois on a observé le lympho-sarcome primitif de la peau. Dans l'obs. Heurtaux, des tumeurs étaient multiples et avaient pris d'abord les caractères du mycosis. Les plus petites avaient disparu après l'ulcération.

Il n'en fut pas de même de la tumeur principale, qui avait 14 centimètres dans le sens vertical, 14 cent. de largeur et qui s'ulcéra sans s'affaisser. Les lymphatiques étaient au dessus de la tumeur pleins de nodosités sur leur trajet. A l'autopsie on ne trouva pas dans ce cas de

(1) Arch. gén., 1872.

(2) Obs. XXIV, thèse de M. Bergeron. Obs. Lucke. (Arch. gén. de méd., 1866).

(3) Voir aux observations.

BIBLIOTHÈQUE NATIONALE R.F. IMPRIMÉS

généralisation. Dans le Bulletin de la Société anatomique 1872 on trouve l'obs. d'une tumeur de la plante du pied droit ulcérée comme dans le cas précédent, et qui offrit à l'examen fait par M. Malassez les caractères du lympho-sarcome. Il y eut consécutivement hypertrophie de deux ganglions de l'aine.

Les tumeurs secondaires de la peau sont fréquentes dans les cas de lymphadénome. Un fait intéressant à constater c'est que souvent elles siégent à une grande distance de la tumeur primitive sans que les ganglions intermédiaires soient hypertrophiés. Le mycosis fongoïde dont nous avons parlé tout à l'heure a été rangé par les auteurs dans la lymphadénie (Demange, Ranvier) ou la diathèse lymphogène (Jaccoud). Bien qu'ayant une constitution histologique identique, sa marche est bien différente, son caractère essentiel étant l'ulcération qui est au contraire rare dans les lymphadénomes purs.

Dans la plupart des cas de tumeurs lymphatiques secondaires de la peau, la généralisation viscérale était très-avancée. (Obs. Barié, Trélat).

Dernièrement M. Letulle a communiqué à la Société anatomique une observation fort intéressante de lymphadénome primitif du testicule recueillie dans le service de M. le professeur Trélat, chirurgien de la Charité. La glande était envahie dans toute son épaisseur par le néoplasme et complètement transformée. Cette portion de la tumeur, rose pâle, étant séparée de la cavité vaginale par une couche d'un blanc nacré beaucoup plus dense. La consistance de la tumeur était à la périphérie presque ligneuse. Comme cela arrive souvent au contact des lymphadénomes, la séreuse vagiuale était enflammée et contenait un liquide séro-sanguinolent.

Peu de temps après l'ablation de la tumeur, le testicule du côté opposé fut envahi à son tour, et la généralisation s'opéra sans que les ganglions inguinaux ou iliaques soient tuméfiés.

M. Demange cite enfin dans sa thèse un cas d'exophthalmie double produite par un double lymphadénome primitif.

Généralisation du lymphadénome. Il n'y a guère d'organes qui n'aient été envahis secondairement par le lymphadénome. La généralisation suit ordinairement le cours de la lymphe ; on a observé une seule fois l'hypertrophie d'un ganglion poplité. Les tumeurs secondaires intra-thoraciques et mésentériques sont les plus importantes, car elles amènent les complications qui le plus souvent tuent les malades. Les néoplasies primitives de ce genre ont été observées surtout dans les ganglions viscéraux; elles sont au contraires rares dans le poumon, la rate, le foie qui sont atteints presque toujours secondairement.

1° *Ganglions thoraciques, plèvre, poumon, péricarde, cœur.* — De tous les ganglions thoraciques, les cardiaques et les bronchiques sont le plus souvent atteints. Ce sont aussi leurs altérations qui donnent lieu aux complications les plus redoutables. Ils peuvent donner naissance à des tumeurs volumineuses qui refoulent les organes voisins, englobent et compriment les vaisseaux et les bronches.

La trachée et les vaisseaux sont rarement perforés par ces productions néoplasiques. Ils sont plutôt aplatis.

La plèvre et le péricarde au voisinage des tumeurs

lymphatiques s'épaississent, s'infiltrent de tissus de même nature, et sont souvent enflammés.

A l'autopsie, on trouve fréquemment du liquide séreux ou séro-sanguinolent dans la cavité de ces séreuses. Ces épanchements sont dus à l'inflammation ou sont produits mécaniquement par la compression des vaisseaux. Le poumon est rarement le siége de généralisation secondaire du lymphadénome. Elle se présente sous la forme de noyaux du volume d'une lentille ou plus petits. Troisier, dans sa thèse, cite deux cas de lymphangite pulmonaire consécutive à des productions lymphadéniques (1).

Le cœur est rarement atteint. La compression générale de tous les vaisseaux qui en émergent on avait dans un cas amené une atrophie notable.

Dans une observation très-curieuse du Dr A. Lucke (2), de Berne, il est rapporté qu'à l'autopsie d'une jeune fille, morte d'un lympho-sarcome de l'aisselle, on trouva dans l'oreillette et le ventricule droit plusieurs tumeurs secondaires adhérentes aux parois, et se continuant jusqu'à la sous-clavière, qui était perforée par les tumeurs en plusieurs points. Le néoplasme envoyait des prolongements dans la cavité veineuse. Il y avait également de nombreuses tumeurs secondaires dans le poumon.

2° *Cavité abdominale, ganglions, foie, rate, etc.* — La généralisation lymphadénique dans les organes de l'abdomen est des plus fréquentes, et l'on cite en outre plusieurs cas de tumeurs intra-abdominales qui furent re-

(1) Troisier. Thèse 1874.

(2) A. Lucke, de Berne. Virchow, Arch., t. XXXV, p. 524, traduction dans les Arch. gén. de méd., nov. 1866, p. 619.

connues à l'autopsie pour des lymphadénomes primitifs. L'hypertrophie des ganglions mésentériques s'accompagne fréquemment d'ascite. Elle a même provoqué l'inflammation de la séreuse (obs. Picot et Rendu) (1).

Le lymphadénome ayant pour point de départ un ganglion intra-pelvien, a été chez une femme la cause d'une hémorrhagie intra-péritonéale, suivie de péritonite.

La néoplasie lymphadénique peut affecter toute l'étendue du tube digestif. Elle se présente sous la forme : 1° de tumeurs ; 2° d'infiltration diffuse dans l'épaisseur de la muqueuse ; 3° de tumeurs ulcérées (Kelsch, Demange). Dans l'estomac, il se produit souvent alors des hémorrhagies (2). Une fois le calibre de l'intestin fut assez rétréci pour qu'il y eût étranglement.

Dans la glande hépatique, la généralisation lymphadénique s'observe souvent. Elle se manifeste sous deux formes : 1° Il se produit de petites tumeurs, nettement circonscrites, de volume variable ; 2° le tissu réticulé accompagne un rameau vasculaire qu'il englobe et envoie des prolongements dans les tissus sains où il circonscrit des groupes de cellules hépatiques qui subissent la dégénérescence granulo-graisseuse.

La rate est le siége presque constant d'altérations. Elle est hypertrophiée ou renferme des tumeurs secondaires. Ces tumeurs prennent naissance dans les glomérules de Malpighi ; leur volume est très-variable ; le péritoine a été, dans certains cas, trouvé épaissi et adhérent à la surface de la rate.

(1) Thèse de Demange, 1874.
(3) Obs Arch. gén. 1872.

Les reins peuvent aussi être envahis par ces productions néoplasiques qui siégent surtout dans la couche corticale sous la forme de petites tumeurs.

D'après Rindfleich, elles prennent naissance au voisinage ou dans les glomérules de Malpighi et s'étendent de là vers les canalicules urinifères, dont elles distendent les intervalles.

Dans les centres nerveux, on trouve rarement des productionslymphadéniques. Cependant Kelsch et Murchison ont décrit des altérations de ce genre siégeant à la surface de la dure-mère, et Wagner trouva un jour un lymphadénome d'un hémisphère cérébral (1865) (1).

M. Ranvier a le premier décrit les altérations des os résultant de la généralisation du lymphadénome. On trouvera une bonne description de cette lésion dans le mémoire de M. Kelsch, que nous avons déjà cité (2).

SYMPTÔMES.

Le lymphadénome ganglionnaire débute par la tuméfaction isolée et indolente d'une seule glande lymphatique. Les malades découvrent le plus souvent par hasard la petite tumeur qui peut rester longtemps réduite aux dimensions d'une noisette. Ils y attachent peu d'importance, et ce n'est que lorsque le gonflement devient apparent qu'ils se décident à consulter le médecin. A ce moment, le diagnostic de la maladie commençante est à peu près impossible, et presque toujours l'hypertrophie du ganglion est mise sur le compte d'une lésion

(1) Vagner. Arch. F. Heilkunde, p. 44, 1865.
(2) Kelsch. Bulletin de la Société anat., 1873.

de voisinage antérieure ou simultanée, telle qu'une écorchure, une éruption cutanée, une dent cariée, une angine, etc.

La durée de cette période est très-variable. Dans plusieurs observations, la tumeur a mis plus d'une année pour acquérir le volume d'un œuf ou d'une grosse noix, et, parvenue à ce degré de développement, elle est restée stationnaire fort longtemps. Dans un cas observé par M. Marchand (1), la tumeur rétrocéda à cette période et, au bout d'un an, fut sur le point de disparaître. Ce ne fut qu'au bout de deux ans qu'elle reprit une marche rapidement envahissante. D'autres fois, au contraire, cette première période a été fort courte et a pour ainsi dire manqué. Chez un malade de M. Panas, la tumeur avait atteint, en quatre mois, un volume énorme. On a très-souvent constaté l'envahissement simultané de plusieurs ganglions. Ce fait est plus fréquent dans l'adénie et est presque toujours annoncé par des phénomènes généraux graves qui manquent au début du lymphadénome ou du lympho-sarcome, et qui dans les cas d'adénie peuvent être mis sur le compte d'une invasion primitive des ganglions viscéraux. Dans cette première période, le ganglion hypertrophié est mobite sur les parties profondes et sous la peau. Sa consistance est très-dure, mais élastique. Au bout d'un temps variable, mais le plus souvent avant la période de développement rapide, un ou plusieurs ganglions voisins s'hypertrophient à leur tour. Il peut même se former un chapelet de petites tumeurs dures et mobiles comprenant la plupart des gan-

(1) *Progrès méd.*, 1874.

glions de la région. C'est ce que nous avons observé dernièrement chez un malade du service de M. Verneuil, chez lequel la plupart des ganglions d'un seul côte du cou étaient envahis, bien que la tumeur principale ne fût pas plus grosse qu'une noix.

Comme nous l'avons déjà fait observer, cette première période ne s'accompagne d'aucune atteinte à la santé générale.

Après avoir progressé ainsi lentement pendant des mois ou des années, les lymphadénomes prennent souvent une marche rapide, et les progrès de leur développement sont aussi sensibles que ceux des tumeurs les plus malignes.

Qu'il soit à type pur ou envahi par des éléments sarcomateux, le lymphadénome peut prendre cet accroissement rapide. Cependant il est plus fréquent d'observer cette marche dans les formes molles à prolifération de grosses cellules. Cette période s'accompagne de symptômes plus nombreux que ceux de la première étape de la maladie. On peut les diviser en deux groupes : 1° ceux qui sont propres à la tumeur elle-même ou à la maladie dont elle est l'expression, 2° ceux qui sont occasionnés par la compression que la tumeur exerce sur les parties voisines.

Dans les cas de développement très-rapides il n'est pas rare d'observer le soir un léger mouvement fébrile, et la tumeur peut être le siége de douleurs à forme périodique (Langhans) (1). En même temps ses caractères extérieurs se modifient. Les divers ganglions hyper-

(1) Arch. gén. de méd., 1872.

trophiés n'ont plus leur indépendance et constituent une tumeur unique, mais bosselée, qui perd en grande partie sa mobilité, soit par les adhérences qu'elle contracte avec les parties voisines, soit que les aponévroses ou les muscles la fixent solidement sur les parties profondes.

La peau qui recouve la tumeur a été dans plusieurs cas le siége d'altérations. Tantôt elle est sillonnée par de grosses et nombreuses veines; tantôt elle devient rouge et s'amincit avant de s'ulcérer.

L'accroissement de la tumeur n'est pas régulièrement progressif, comme le prétend Billroth. Il a plutôt lieu par poussées successives. Une intervention chirurgicale intempestive, telle que des ponctions ou des injections irritantes, a eu dans quelques cas la propriété de provoquer un développement suraigu. Le flux menstruel a une influence qui a été signalée par M. le professeur Potain sur le développement des tumeurs dont la vascularité augmente (1). Cette fluxion a éte aussi observée chez notre malade (Obs. 1), et se traduisait par des hémorrhagies à la surface de l'ulcération. Dans une observation de M. Grocler, les règles furent supprimées au moment de l'accroissement de la tumeur. Chez la malade de M. Marchand, la grossesse et l'accouchement firent diminuer presque complètement une tumeur lymphatique.

Dans quelques cas l'érysipèle a eu le même résultat. A la fin de cette période de développement rapide, la tumeur perd sa consistance uniforme dans les variétés molles. Certains points se ramollissent et paraissent parfois nettement fluctuants. Dans les lympho-sarcomes durs le tissu fibreux envahissant la tumeur, celle-ci paraît au contraire devenir plus résistante, ces dernières

(1) Potain. Thèse d'agrégation, 1860.

formes n'atteignent pas d'ailleurs un grand développement.

Symptômes de compression. — Les accidents occasionnés par la compression qu'exercent les lymphadénomes sont nombreux. C'est surtout au cou qu'ils sont le plus constants. Ce ne sont pas toujours les plus grosses tumeurs qui déterminent le plus de gêne, ce sont ordinairement celles qui, profondément situées, sont bridées par les aponévroses ou le muscle sterno-cléido-mastoïdien. Les troubles de la déglutition sont rares. C'est surtout par la difficulté des mouvements de la mâchoire inférieure que cette fonction est troublée dans les tumeurs du cou. Il n'en est pas de même des tumeurs de l'amygdale qui amènent une gêne directe.

Le larynx et la trachée, quoique souvent déviés par les lymphadénomes unilatéraux, sont en général peu aplatis et la compression dans les cas d'asphyxie est presque toujours exercée plus bas, ce qui explique le peu de succès de la trachéotomie, pratiquée dans la période ultime.

Les artères, tant que leurs parois ne sont pas infiltrées par le néoplasme, résistent assez bien à la compression. Les tumeurs sont soulevées par leurs battements. Dans l'observation 5, la carotide était déviée et accolée à la trachée.

Les signes de la compression veineuse sont bien plus nombreux et plus fréquents. Elle est la cause de la stase sanguine dans le cerveau et de ses symptômes multiples. Dans les lymphadénomes sus-claviculaires, axillaires et inguinaux, on observe de bonne heure l'œdème de l'extrémité des membres. Les veines peuvent, en outre, être envahies par le néoplasme dans les cas de lymphosarcomes et charrier des débris de tumeurs qui peuvent devenir la source d'embolies. (Obs. Pasturaud. *Progrès Médical*, 1874.)

Les nerfs sont aussi fréquemment altérés ou comprimés par les lymphadénomes. Dans l'observation de MM. Le Double et Garnier, il existait une perte complète de la sensibilité dans la zone du nerf cubital (1). Dans l'observation Valtat, la compression du grand sympathique avait amené une diminution de la pupille et une congestion de la conjonctive (2). On a noté également des fourmillements, l'engourdissement du membre, des névralgies dans les cas de compression des nerfs. La nature souvent intermittente de ces accidents pourrait faire supposer qu'ils sont dus parfois à l'inflammation des nerfs au contact du néoplasme plutôt qu'à leur compression.

C'est à l'altération ou à la compression des nerfs que paraît devoir se rattacher la mort subite survenue dans trois cas (3).

Dans le lymphadénome de l'amygdale on observe souvent des troubles de l'ouïe dus à la compression ou à l'inflammation de la troupe d'Eustache. Dans ces cas, il y a presque toujours une inflammation du pharynx (4).

(1) *Progrès méd.*, 1876.

(2) Thèse de M. Bergeron, 1872.

(3) Obs. Thèse de Grocler. Obs. Ledouble et Garnier. *Progrès méd.*, 1876.

(4) Passaquay. Thèse 1873.

La compression des organes contenus dans le médiastin par les lymphadénomes est une des complications les plus redoutables. Dans sa thèse sur l'hypertrophie des ganglions trachéo-bronchiques, M. Barety a fort bien décrit les symptômes de ces tumeurs. Elles s'annoncent par une douleur rétro-sternale, le cornage; de la matité si elles sont superficielles. La compression de la veine cave supérieure peut causer l'œdème de la face, du cou, des membres theraciques, la dilatation des veines du cou (Pasturaud), l'épistaxis, les hémorrhagies méningées. Lorsque les pneumogastriques et les récurrents sont englobés, les malades ont une toux rauque, spasmodique coqueluchoïde. Ils peuvent devenir aphones, présenter les accidents dus au spasme de la glotte. Dans un cas où un lymphadénome primitif occupait le médiastin antérieur, le malade présenta tous les symptômes de la phthisie (1). L'asphyxie est la terminaison ordinaire de la compression des bronches et s'annonce par ses symptômes multiples et bien connus.

Généralisation du lymphadénome, dans les viscères.— Elle s'annonçe par un cortége de symptômes qui constituent la période cachectique et diffèrent peu de ceux qui caractérisent l'adénie.

Le premier de ces symptômes est la perte des forces. Cet affaiblissement assez semblable à celui qui accompagne la mélanémie est sans rapport avec l'amaigrissement.

Les malades présentent alors un aspect spécial auquel on a donné le nom d'anémie lymphatique. Leur peau est

(1) Revue des sciences médicales, 1875.

d'une blancheur mate ou a la couleur de la cire vierge. Cependant dans l'observation de M. Nieskowski (1), on remarque que le malade fut atteint dès le début de la généralisation d'une mélanémie qui ne fut pas justifiée à l'autopsie par l'altération des capsules surrénales.

C'est pendant cette période que l'hypertrophie de la rate devient appréciable à la percussion. Le foie augmente également de volume, comme dans toutes les cachexies. La leucocythémie peut apparaître aussi pendant la généralisation.

Les troubles des fonctions qui amènent dans cette période la terminaison fatale sont nombreux. Du côté des fonctions digestives l'appétit est en général conservé, mais la diarrhée est très-fréquente et surtout résiste à tous les traitements. Les vomissements ont été aussi observés. Dans les cas de lymphadénome de l'estomac, ils présentent tous les caractères de ceux qu'on observe dans le cancer de ce viscère (1).

Les sueurs profuses sont encore un des symptômes de la lymphadénie généralisée. Elles s'accompagnent dans certains cas d'un mouvement fébrile intermittent ou rémittent.

Les hémorrhagies sont fréquentes dans cette cachexie (1). Elles se montrent sous la forme de purpura, d'épistaxis, de mélœna. Chez notre malade, la plupart des symptômes précédents faisaient défaut, elle n'accusait qu'une faiblesse extrême et des hémorrhagies à la surface de l'ulcération (Obs. 1). Les lympho-sarcomes ulcérés, dont nous avons donné, dans le chapitre précédent, les

(1) *Gaz. des hôp.*, 1867. — (2) Obs Arch. gén. 1872. — (3) Voir l'Obs. XI.

caractères extérieurs laissent suinter en assez grande quantité un liquide plutôt séreux que purulent, dont l'écoulement contribue à épuiser le malade. Ces solutions de continuité sont en outre souvent le point de départ d'érysipèles.

La dyspnée est un des symptômes les plus fréquents de la maladie arrivée à son dernier terme. Elle est très-souvent causée plutôt par les épanchements pleurétiques que par la compression directe des bronches. Ces épanchements s'accompagnent de peu de fièvre et présentent la plus grande analogie avec ceux qui se produisent chez les cancéreux.

Dans la cavité péritonéale il se produit aussi souvent des épanchements. Dans trois cas de lymphadénome primitif, on a observé les symptômes de la péritonite tuberculeuse (1).

Dans un relevé des causes de la mort dans les maladies que M. Jaccoud rattache à la diathèse lymphogène, cet auteur cite les épanchements et les inflammations des séreuses comme la cause la plus fréquente de la mort à la fin de la période cachectique.

DIAGNOSTIC.

Nous rechercherons d'abord dans ce chapitre les caractères qui différencient les autres tumeurs du lymphadénome pris dans le sens le plus large, puis nous examinerons les rapports qui existent entre les divers termes

(1) Observation Picot, dans la thèse de Demange, 1874.

de la maladie que l'on a désignée sous le nom de lymphadénie.

Le lymphadénome primitif des ganglions doit d'abord être distingué des tumeurs qui peuvent siéger dans les mêmes régions. Au cou et dans l'aisselle les tumeurs qui siégent en dehors des ganglions sont nombreuses.

Les tumeurs qui ont la peau comme point de départ, telles que les kystes sébacés et la plupart des tumeurs érectiles, sont adhérentes dès le début au tégument, tandis qu'à cette époque de son développement le lymphadénome en est tout à indépendant.

Les lipomes sont mous tandis que les tumeurs qui nous occupent sont dures et rénittentes. Elles ne se ramollissent que lorsqu'elles acquièrent rapidement un grand volume et alors même elles ne sont fluctuantes que dans des points circonscrits.

Les tumeurs du corps thyroïde suivent les mouvements du larynx. Les anévrysmes possèdent des mouvements d'expansion et une réductibilité que l'on n'observe pas dans le lymphadénome.

Cependant on peut voir dans quelques observations que la tumeur ganglionnaire était soulevée par les battements de l'artère. Attirée en avant et comprimée latéralement, la tumeur ne présentera plus ces caractères.

Les chondromes se distinguent par leur adhérence aux os qui leur ont donné naissance.

De plus grandes difficultés entravent le diagnostic des tumeurs ganglionnaires avec celles qui ont pour point de départ les glandes parotides et sous-maxillaires.

Dans sa thèse de concours, M. Bergeron donne comme signe d'une certaine valeur des tumeurs de la parotide l'écoulement plus ou moins abondant de la salive par le canal de Sténon. C'est un signe qu'il serait bien difficile de constater. Au début une tumeur ganglionnaire siégeant dans la région parotidienne se distinguera par son volume limité et sa mobilité. L'hypertrophie de la glande sous-maxillaire est encore plus difficile à distinguer d'une tumeur ganglionnaire, et souvent ce n'est qu'après l'extirpation que l'on a pu déterminer le diagnostic exact (1).

Les abcès froids, et, en général, toutes les collections liquides donneront les signes de la fluctuation qui les feront reconnaître.

Les tumeurs ganglionnaires autres le lymphadénome sont fréquentes. D'abord se présentent les adénites, puis es engorgements de nature scrofuleuse et tuberculeuse. Les adénopathies syphilitiques, enfin le cancer primitif ou secondaire, l'épithélioma secondaire, les kystes ganglionnaires.

Les adénopathies entretenues par une lésion de voisinage ont des caractères inflammatoires qui les font reconnaître; elles ont ordinairement une origine moins éloignée que le lymphadénome. Un traitement approprié, la suppression de la cause qui entretenait l'engorgement, telle que l'ablation d'une dent, la guérison d'une angine, d'une affection cutanée, les font ordinairement disparaître.

Le lymphadénome a été souvent confondu avec les tumeurs scrofuleuses. Ici la recherche des commémoratifs doit être faite avec soin. La scrofule tardive survenant

(1) Thèse de M. Bergeron, obs. X.

d'emblée est rare, tandis que le lymphadénome ne se montre guère avant l'adolescence. Les manifestations de la scrofule sont ordinairement multiples, tandis que les tumeurs dont nous nous occupons sont isolées à leur origine. De plus le lymphome scrofuleux composé d'éléments à organisation incomplète, présente une grande vulnérabilité. Il ne tarde pas à passer à l'état caséeux, à s'enflammer, à suppurer ; différent en cela du lymphadénome dont il est si difficile de provoquer la dégénérescence. En outre, le traitement interne est la pierre de touche de la scrofule, tandis que ses effets sur les tumeurs lymphadéniques sont ordinairement nuls. Quant au lympho-sarcome ulcéré, son aspect est bien différent de l'ulcération du lymphome strumeux. Loin de se vider après l'ulcération le lympho-sarcome fait hernie audessous des bords de l'ulcère, sous forme de fongosités.

Beaucoup d'auteurs font peu de différences entre les tumeurs tuberculeuses ou scrofuleuses des glandes, Virchow en trace les caractères distinctifs dans son Traité des tumeurs (1). Le tubercule primitif des ganglions est rare; presque toujours il existe d'autres manifestations de la maladie. De plus, ces tumeurs ont une grande tendance à s'enflammer, à provoquer un travail analogue dans les parties périphériques. Enfin les tumeurs tuberculeuses se ramollissent régulièrement du centre à la périphérie, tandis que cette modification est tout à fait irrégulière dans le lymphadénome.

Les adénopathies syphilitiques diffèrent beaucoup du

(1) Virchow. Tumeurs, t. III, p. 74.

lymphadénome. Leur volume est moins grand, leur accroissement moins constant. Elles succèdent presque toujours à une lésion voisine et cèdent au traitement institué contre l'infection générale. Les gommes sont molles, et lorsqu'elles sont la cause d'une tumeur appréciable siègent moins profondément que le lymphadénome. Les kystes ganglionnaires sont fort rares; il en est de même du cancer primitif. D'après Lebert, on ne l'a observé que 14 fois sur 500 cas de cancer ganglionnaire. Il ne survient guère qu'avant l'âge de 50 ans. Quant à ses caractères cliniques, il diffère peu du lympho-sarcome et d'ailleurs il offrirait les mêmes indications thérapeutiques.

Les engorgements secondaires des ganglions, consécutifs à l'épithélioma, sont rarement difficiles à méconnaître.

Cependant, dans sa thèse, M. Bergeron cite un cas curieux où l'épithélioma primitif siégait dans l'œsophage et où les ganglions semblaient primitivement atteints. Le diagnostic des tumeurs ganglionnaires par le trocart explorateur pourrait donner des renseignements d'une plus grande précison, mais l'emploi de cet instrument n'est pas sans inconvénient et peut déterminer l'évolution rapide d'une tumeur jusque-là stationnaire.

Les adéno-lymphocèles dont M. Anger a donné une si bonne description diffèrent beaucoup du lymphadénome. Bien qu'occupant des régions où les ganglions abondent ils siégent plutôt dans les nombreux vaisseaux lymphatiques de ces régions. Leur consistance est caractéristique, et leur gonflement est variable.

La dernière partie du diagnostic dans laquelle je rechercherai les rapports des diverses tumeurs des ganglions consistant dans leur hypertrophie simple ou compliquée d'éléments nouveaux, est cliniquement celle qui a donné lieu aux plus nombreuses discussions. Après avoir fait de l'hypertrophie simple plus ou moins généralisée et de la leucocythémie deux maladies distinctes, les auteurs les ont ensuite rapprochées l'une de l'autre (Ranvier, de Prez-Grassier). Les médecins se sont surtout occupés, dans la maladie qui nous occupe, de la période de généralisation et de cachexie. La tumeur primitive a été pour eux de peu d'importance, tandis que les chirurgiens en en pratiquant l'extirpation ont cherché à arrêter ainsi le mal dans sa source.

M. Grocler, dans sa thèse, qui pourtant est de date récente, ne recherche pas les caractères différentiels des lymphadénomes avec les autres termes de la maladie désignée sous le nom de lymphadénie par M. Ranvier. Si l'on examine les cas d'adénie, on retrouve souvent au début de la maladie une tuméfaction isolée restant longtemps sans retentissement. A cette période, nous croyons qu'il y a identité entre cette tumeur et le lymphadénome pur dont nous nous occupons. Plus tard les caractères généraux de l'adénie suffiront bien pour éclairer le chirurgien dont l'intervention devient inutile. Dans d'autres cas où les symptômes de l'adénie apparaissent avant ou pendant l'hypertrophie plus ou moins multiple des ganglions, il est permis de supposer que la lymphadénie avait son siége primitif dans les viscères et que c'est de ce point qu'est survenue la généralisation.

M. Demange fait rentrer dans la lymphadénie de Ranvier une affection singulière, connue sous le nom de mycosis fongoïde. Bienque la constitution des lymphadénomes et des tumeurs du mycosis soit identique, l'évolution en est bien différente. Jusqu'ici le lymphadénome pur n'a pas été trouvé siégeant primitivement dans la peau et lorsqu'il occupe ce siége après la généralisation (obs. Trélat, Desnos), il n'a pas de tendance à s'ulcérer, tandis que c'est le caractère propre du mycosis.

Les différences cliniques qui existent entre le lymphosarcome et le lymphadénome pur sont très-difficiles à saisir, surtout au début.

Le lympho-sarcome mou avec prédominance des cellules, est remarquable par sa marche rapide, son développement souvent fort grand et sa consistance plus molle que celle du lymphadénome ordinaire. Il a en outre plus de tendance à s'ulcérer. Entre le lympho-sarcome dur et le lympho-sarcome mou il y a des différences analogues à celles qui existent entre le squirrhe et l'encéphaloïde. Les formes dures ont une consistance particulière, une évolution lente, peu de tendance à s'ulcérer. Elles sont en outre plus rares que les formes molles ou les formes intermédiaires.

Le lympho-sarcome paraît avoir quelquefois son siége primitif dans la peau ou du moins dans les couches superficielles sous-cutanées. Nous en citons trois observations. Ces tumeurs peuvent se combiner avec le mycosis (obs. Heurtaux). Mais elles ne s'affaissent pas après l'ulcération. La leucocythémie accompagne souvent l'hypertrophie ganglionnaire. Dans ces dernières années, quelques auteurs, et en particulier M. Jaccoud, ont réduit son importance à celle d'un symptôme de la lymphadénie, ou diathèse lymphogène. Quoi qu'il en soit, bien qu'elle puisse compliquer les lymphadénomes à leur période ultime (Panas), l'examen du sang pourra toujours reconnaître cette complication et contre-indiquer l'intervention chirurgicale.

Nature de la maladie. — Les auteurs et entre autres MM. Cornil, Ranvier, Potain, Demange, Jaccoud, sont d'accord pour considérer les lymphadénomes comme l'expression d'une diathèse analogue à la diathèse cancéreuse. Cette diathèse est constituée par une tumeur primitive suivie de généralisation dans divers points de l'économie et la terminaison naturelle en est une cachexie.

Le lympho-sarcome représenterait selon eux une forme plus avancée de la néoplasie et serait le trait d'union entre le lymphadénome pur et le sarcome. Au sommet de l'échelle et présentant un degré d'organisation encore plus avancé se trouverait le cancer alvéolaire.

ETIOLOGIE.

Cette partie de l'histoire des lymphadénomes est très obscure. La plupart des causes recherchées par les auteurs ne sont applicables qu'à un petit nombre de cas et paraissent souvent avoir été de simples coïncidences.

Dans ses cliniques sur l'adénie, Trousseau insiste beaucoup sur les lésions de voisinage ayant irrité les ganglions. Cette étiologie est facile à rencontrer, car on sait combien sont fréquentes les causes d'irritation dans les ganglions qui reçoivent les lymphatiques de la face, du pharynx et de la bouche. Dans un cas de lymphadénome de la fosse iliaque, le malade prétendait avoir reçu antérieurement un coup de pied dans cette région. Le malade de M. Letulle aurait reçu un coup violent sur le scrotum longtemps avant l'apparition d'un lymphadénome du testicule. De même que pour d'autres néoplasmes l'irritation plus ou moins longue peut localiser le lymphadénome bénin et le lympho-sarcome *in loco minoris résistentiæ* chez un individu prédisposé, mais quant à provoquer d'emblée sa formation, cela est au moins douteux.

Wunderlich avait indiqué pour quelques cas l'action de la syphilis, mais le peu d'efficacité qu'ont les mercuriaux et l'iode pour résoudre ces tumeurs montre le peu de relations qui existent entre les engorgements spécifiques et ceux de la lymphadénie. Dans quelques cas les malades avaient antérieurement été atteints par l'intoxication palustre. Cette étiologie paraîtrait plutôt s'appliquer à la leucocythémie.

Le lymphadénome a été jusqu'ici plus fréquent chez les hommes que chez les femmes, dans le rapport de 2 à 1 environ. Cette maladie est connue de date trop récente pour qu'on puisse établir les rapports de l'hérédité. Chez la plupart des malades que j'ai interrogés à ce sujet elle n'avait eu aucune influence.

Trois des malades que j'ai observés avaient vécu pendant un temps assez long dans un lieu humide.

M. Jaccoud fait rentrer dans les causes de la diathèse lymphogène, les privations et la faiblesse de la constitution, causes qui sont trop générales et qui d'ailleurs manquent dans dans un grand nombre d'observations.

TRAITEMENT

Le traitement des lymphadénomes est une des parties de leur histoire les plus discutées. Nous passerons d'abord en revue les moyens médicaux qui leur ont été opposés, puis nous nous occuperons de l'intervention chirurgicale.

Traitement médical. — Dans la première période de leur développement, les lymphadénomes sont souvent méconnus, et l'on attribue le gonflement des ganglions soit à la scrofule, soit à une lésion de voisinage. Aussi les premiers moyens employés contre eux sont des pommades résolutives. Le plus souvent ces pommades ont pour base l'iodure de potassium, rarement les préparations mercurielles en raison de l'absence de signes inflammatoires.

En même temps on prescrit les iodures de fer ou de potassium à l'intérieur. Dans la plupart des cas, cette médication est continuée fort longtemps, et lorsqu'elle a donné des résultats, c'est que la tumeur n'était probablement pas de nature lymphadénique. Cette méthode, dit M. P. Potain (1), n'est pas sans inconvénient, car l'iode et l'iodure de potassium ne peuvent être administrés sans danger pendant longtemps contre une maladie, dont un des modes de terminaison est une cachexie. Cependant chez une petite fille de 4 ans, Wunderlich a

(1) Article Lymphatique (Dict. encyclop.)

obtenu une diminution temporaire des tumeurs par l'administration de l'iodure de potassium à l'intérieur et de frictions de teinture d'iode à l'extérieur (1). L'iodure de fer a été aussi employé, mais sans résultat. Il n'a pas les inconvénients de l'iodure de potassium, mais il n'est guère utile que pour prévenir l'anémie profonde qui survient au moment de la généralisation.

Chez quelques malades on a essayé de combattre le développement du lymphadénome par les eaux minérales ou les bains de mer. Les eaux le plus fréquemment employées sont les eaux chlorurées sodiques et en particulier celles de Lavey et de Kreusnach. M. Cossy (1) et les médecins allemands ont observé quelques améliorations temporaires par l'administration de ces eaux en bains additionnés ou non d'eaux mères des salines. M. Hérard a employé les eaux de la Bourboule, Trousseau a obtenu une diminution des tumeurs par les bains de sublimé. Dans une observation de la thèse de M. de Prez-Crassier (1), les diurétiques et la belladone ont produit de bons résultats. Dans beaucoup de ces cas, il s'agissait d'adénie déjà généralisée.

Dans une observation bien connue, M. Verneuil rapporte les heureux résultats des bains de mer et du séjour prolongé sur la côte de l'Océan. Il s'agissait d'un lymphadénome unilatéral, qui diminua considérablement (4).

(1) Cité dans la thèse de Demange.
(2) Mémoire de Cossy dans *Echo méd. de Neufchatel* (1861.)
(3) De Prez-Grassier. Thèse de Paris 1868 (adénie).
(4) Thèse de Bergeron, p. 68.

M. Verneuil donne à ses malades les préparations phosphorées. Il prescrit de 1 à 3 capsules d'huile phos phorée par jour.

Dans un cas cité dans la thèse de M. Grocler, il y eut à la suite de cette médication, une amélioration notable et la disparition d'un certain nombre de tumeurs. Employé souvent depuis, le phosphore n'a pas donné d'aussi bons résultats. Les arsenicaux essayés plusieurs fois à l'intérieur, n'ont pas donné d'amélioration bien sensible. Dans un cas cependant, le Dr Rouault a obtenu une diminution de lymphadénomes généralisés par l'emploi de la liqueur de Fowler(Passaquay). La plupart des médications employées comptent un succès ou une amélioration passagère qui ne se sont pas renouvelés depuis.

C'est surtout dans la période cachectique qui suit la généralisation que les secours de la thérapeutique sont invoqués par les malades. La plupart des médications employées restent cependant inefficaces. L'huile de foie de morue, le fer ont été donnés pour combattre l'anémie. En dehors de la médication tonique, dont l'indication est formelle contre l'anémie, on ne peut guère combattre que les symptômes ou les complications.

Les pleurésies ultimes si fréquentes seront traitées par des applications répétées de vésicatoires, les diurétiques et enfin la ponction qui dans plusieurs cas a réussi à prolonger les jours du malade (1). La dyspnée causée par l'œdème passif des poumons sera combattue par les ventouses, etc. Quant à l'œdème des membres,

(1) Obs. Peschard. *Arch. gén.*, 1874.

s'il est douloureux, on pourra avec des frictions d'huiles narcotisées, procurer du soulagement. La diarrhée et les sueurs profuses ne cèdent guère aux médicaments appropriés. La péritonite chronique n'a été jusqu'ici observée que dans les cas de lymphadénome primitif intra-abdominal (1) et a résisté à tous les traitements institués. La saignée réussirait peut-être à désemplir les vaisseaux dans le cas de congestion passive du cerveau. Mais elle est contre-indiquée par l'anémie des malades.

On pourrait employer dans certains cas le procédé indiqué par M. Bergeron dans sa thèse. Ce procédé consiste à déplacer la tumeur de manière, à diminuer la compression et à maintenir le déplacement par une sorte de matériel approprié.

Traitement local des lymphadénomes. — Avant de procéder à l'extirpation de ces tumeurs ou lorsque cette opération est contre-indiquée, on a essayé par de nombreux moyens d'obtenir la dégénérescence ou de provoquer la fonte purulente du néoplasme. Malheureusement la plupart de ces méthodes restent inefficaces ou n'ont réussi que dans des cas particuliers qui ne sont plus représentés.

Nous avons déjà parlé des frictions iodées associées au traitement interne; on a essayé également l'enveloppement des tumeurs dans de l'ouate, combiné à une compression plus ou moins forte (2). Cette méthode n'a guère donné de résultat et elle a de plus l'inconvénient

(1) Thèse de Demange.
(2) Bertherand. *Adénites.* Strasbourg (1856).

de fatiguer beaucoup les malades. Les vésicatoires n'ont pas mieux réussi à faire diminuer les lymphadénomes et il en a été de même des émissions sanguines locales.

Les douches froides ou chaudes ont été employées dans le lymphadénome primitif isolé, ou dans les tumeurs de l'adénie. D'après Virchow, elles n'auraient fourni que des résultats rares et peu sensibles. Il en est de même du massage des tumeurs. Nous verrons tout à l'heure que l'électricité a été employée pour amener la fonte purulente du lymphadénome. Avec des courants plus faibles on a essayé, mais sans succès, de faire rétrocéder les tumeurs lymphatiques car j'ai entendu dire à M. Panas, qu'une malade du monde subissait avec patience mais sans résultat appréciable cette médication depuis deux ans pour un lymphadénome unilatéral de grande dimension.

On a essayé fréquemment de provoquer dans les lymphadénomes une inflammation interstitielle qui puisse en amener la fonte purulente, ou une dégénérescence qui permette aux éléments d'être résorbés. Les divers procédés employés n'ont pas toujours manqué leur but, mais je crois que cette méthode est insuffisante parce qu'elle n'obvie pas à la généralisation et que les caustiques employés pour détruire le néoplasme ne peuvent le faire complètement sans danger pour les organes voisins, s'ils sont trop énergiques. Les injections interstitielles, le séton, l'électro-puncture, les flèches de caustiques, etc., ont été essayés.

Ce sont surtout les injections interstitielles qui ont donné le plus de succès.

M. Legallois, dans sa thèse (1), dit que chez un homme de 34 ans, atteint de lymphadénome des deux côtés du cou, les injections de teinture d'iode faites pendant six mois, deux fois par semaine, avaient amené du côté gauche une diminution notable, et du côté droit la disparition complète des tumeurs. Deux ans après, il n'y avait pas de récidive.

Dans l'observation de M. Castiaux, il est rapporté que M. Lannelongue avait obtenu dans deux cas la diminution de tumeurs lymphadéniques par les injections de teinture d'iode.

Bradley (2), dans un mémoire récent, conseille l'emploi des injections iodées dans les tumeurs lymphatiques

M. Luton s'est beaucoup occupé des injections interstitielles dans les tumeurs et emploie les liquides les plus divers, mais principalement la solution de nitrate d'argent et l'eau salée. Je ne sais si dans le traité qu'il a récemment publié (3), il cite des cas de lymphadénomes, traités par sa méthode, mais dans un mémoire antérieur, sans spécifier la nature de la tumeur ganglionnaire, l'auteur rapporte qu'il a réussi dans deux cas à provoquer la diminution de deux engorgements où la diathèse strumeuse était complètement absente.

J'ai observé dernièrement, dans le service de M. Panas, deux cas de lymphadénome unilatéral du cou, survenus chez deux hommes jeunes et d'excellente constitution. M. Panas les soumit tous les deux à un traitement consistant dans des injections interstitielles de liqueur de Fowler.

(1) Thèse (1873).
(2) *Arch. gén. de méd.* 1876. (Citation.)
(3) Paris, 1875 et *Arch. génér.* 1867, p. 443.

Dans le premier cas, il s'agissait d'un jeune homme de 20 ans, vigoureux et de haute taille. Le lymphadénome dont il était atteint avait pris, en quatre mois seulement, des proportions énormes.

Des injections de deux gouttes de liqueur de Fowler furent répétées tous les jours, pendant à peu près un mois, et amenèrent une diminution sensible de la tumeur, qui fut exactement mesurée avant et après le traitement. Mais la consistance du néoplasme, qui était remarquable eu égard à son volume, ne fut pas modifiée.

Le second malade venait tous les matins du dehors pour subir le même traitement. Sa tumeur était bien moindre et tout au plus de la grosseur d'un œuf. Au bout de 20 à 30 séances, elle se ramollit sensiblement et devint nettement fluctuante.

M. Panas fit une ponction aspiratrice avec l'appareil de M. Dieulafoy et retira un liquide ayant toutes les apparences du pus. La quantité de liquide fut assez grande pour permettre de croire que la plus grande partie de la tumeur avait subi la fonte purulente (1).

Les injections interstitielles ne sont pas toujours bien supportées. Elles ont parfois donné lieu à des douleurs excessives. Leur emploi a quelquefois déterminé l'ulcération des lympho-sarcomes et leur suppuration interminable (obs. 1). Enfin, comme d'autres causes irritantes, elles peuvent avoir pour résultat de donner un coup de fouet à l'accroissement du néoplasme.

On a aussi employé l'électricité dans le même but que les injections. Une première méthode consiste à placer

(1) Voir quelques cas analogues cités par M. Berger dans la Revue des Sciences médicales, 1874.

les deux poles d'un courant puissant aux deux extrémités de la tumeur, une seconde consiste dans l'électropuncture.

Ces deux procédés sont fort douloureux. M. Lambry, dans sa thèse, rapporte plusieurs exemples de tumeurs ganglionnaires qui ont suppuré à la suite du traitement par l'électricité. Mais il oublie de mentionner la nature des tumeurs dans les observations où il n'est pas question d'adénites strumeuses (1).

On a encore employé le séton filiforme pour amener l'inflammation interstitielle des lymphadénomes. Un certain nombre de fils, enduits ou non de pommade épispastiques, ont été passés au travers de la tumeur (Tillaux.)

Un dernier procédé à citer est celui qui consiste à diviser les parties centrales de la tumeur avec une aiguille. Dans une observation, la diminution obtenue fut insignifiante et l'on dut recourir à l'extirpation qui eut lieu avec succès (2).

Les chirurgiens ont essayé, dans le cas de volumineuses tumeurs, et lorsque toute opération radicale était impossible, d'obvier principalement aux symptômes de compression.

La trachéotomie a été employée en certain nombre de cas, mais a prolongé peu de temps la vie des malades, qui ont succombé aux progrès de la cachexie ou à la compression des bronches.

Les opérations partielles ayant pour but de différer la terminaison fatale, en enlevant les tumeurs qui gênaient le plus la respiration, n'ont pas été beaucoup plus heu-

(1) Lambry. Thèse de Paris 1773.

(2) Thèse de Bergeron, obs. 26.

reuses. Dans une observation souvent citée, M. Panas enleva par fragments et sans l'aide du bistouri, une portion d'un lymphadénome mou et friable de l'amygdale (1). Cette opération donna lieu à l'inflammation de la tumeur. Renouvelée quelques jours après, cette tentative procura un soulagement de peu de durée au malade, qui ne tarda pas à succomber, ayant atteint d'ailleurs les dernières limites de la cachexie.

Dans l'observation publiée par M. Castiaux, M. Lannelongue, dans le but de supprimer une compression qui rendait l'asphyxie imminente, se décida à enlever le plus possible des tumeurs (2). Sa tentative avait été suivie de succès, l'état général s'était amélioré lorsque, neuf jours après l'opération, une hémorrhagie foudroyante, due à l'ulcération de la veine jugulaire, vint enlever la malade.

Extirpation des lymphadénomes. — L'opportunité opératoire des lymphadénomes en général a été l'objet de vives discussions.

Les considérations que les chirurgiens invoquent pour proposer ou pour éviter l'opération sont de plusieurs ordres. Les unes tiennent à la nature même de la maladie. Elles ont été en partie exposées plus haut (3). Les autres se rapportent à l'état général du malade et aux caractères propres de la tumeur.

M. Panas, dans la discussion de la Soc. de chir. (1872),

(1) Thèse de M. Bergeron, obs. 16.
(2) Thèse de M. Bergeron, obs. 13.
(3) Voyen. Diagnostic.

a exposé ainsi les contre-indications opératoires : la généralisation viscérale, l'envahissement d'autres régions, l'altération du sang, la cachexie, sont pour lui les conditions dans lesquelles on ne doit pas opérer, sauf nécessité absolue et accidents menaçant la vie. Il faut en outre, dit-il, faire des réserves pour la récidive.

Il est cependant des circonstances où le chirurgien est contraint de céder aux instances réitérées des malades (Bergeron).

Lorsque la tumeur, même peu volumineuse est mal limitée et peu mobile sur les parties profondes, le chirurgien doit être très-circonspect, car souvent alors on a trouvé des prolongements allant très-profondément et parfois même l'opération a dû rester inachevée (1). Au cou, en effet, où les tumeurs offrent des rapports si dangereux, les lymphadénomes ont une grande tendance à se continuer par des prolongements avec les ganglions intra-thoraciques hypertrophiés. Les connexions avec les organes importants sont encore, d'après M. Grocler, une contre-indication.

Il est arrivé, en effet, dans certains cas, que la dénudation des artères ou des veines, a été suivie de leur perforation ultérieure (2), et l'on peut citer plusieurs observations (3) dans lesquelles la ligature de la jugulaire interne a dû être pratiquée. Enfin, il peut exister de telles difficultés opératoires que le chirurgien est obligé de laisser l'extirpation de la tumeur inachevée (4).

En résumé, après avoir cherché à modifier les tumeurs

(1) Bergeron. Obs. 28 et 15.
(2) *Progrès méd.*, 1875, p. 705.
(3) Bergeron. Obs. 13.
(4) Obs. Fouillhaux. Société anat., 1871.

par un traitement médical approprié qui a en outre l'avantage de mieux fixer le diagnostic, il faut opérer le plus tôt possible, car on évite d'autant mieux la généralisation qui peut exister sans que la santé générale soit encore troublée (obs. Trélat). Les signes de la généralisation, les phénomènes caractéristiques, de la cachexie lymphatique, la leucocythémie, sont des contre-indications formelles. Une seule observation pourrait aller à l'encontre de ces propositions, c'est celle de M. Heurtaux. Chez le malade dont il s'agit, la cachexie fut amenée par l'ulcération d'un lympho-sarcome, sans que l'on ait trouvé, à l'autopsie, trace de généralisation dans les viscères.

Les procédés opératoires varient nécessairement avec les régions. Nous allons principalement parler de l'extirpation des lymphadénomes du cou. M. Verneuil est le chirurgien qui a le plus souvent enlevé de ces tumeurs, et les opérations auxquelles nous avons assisté nous seront d'un précieux secours pour décrire le manuel opératoire.

Dans le premier temps, qui consiste à inciser la peau et le tissu cellulaire sous-cutané, on a employé divers procédés d'exérèse. Au cou, le bistouri a les avantages de permettre une dissection minutieuse et de ne laisser qu'une cicatrice linéaire à peine visible. Mais il a l'inconvénient, surtout dans les hôpitaux, d'exposer à l'infection de la plaie. Dans l'observation de lympho-sarcome inguinal citée dans la thèse de M. Goglioso (1), M. le professeur Gosselin avait préalablement fait l'ouverture des couches superficielles par le caustique de

(1) Goglioso. Thèse de Paris, 1873.

Vienne, et lorsque l'eschare fut tombée il incisa dans le trajet de la cautérisation. Le thermo-cautère aurait, ici, de précieux avantages pour oblitérer en les coupant les lymphatiques de la peau.

Le second temps, qui consiste à enlever les ganglions plus ou moins volumineux, présente de nombreuses difficultés, et l'on s'étonne que Billroth (1) considère cette opération comme très-facile. Pour l'extirpation des lymphadénomes du cou, M. Verneuil ne fait pas usage de 'instrument tranchant. Voici l'exposé de sa méthode ait par M. Marchand (2) : « M. Verneuil a proposé et met en usage dans sa pratique une méthode particulière our l'extirpation des tumeurs situées dans une région dangereuse. Cet habile chirurgien ne procède à l'isolement des parties profondes que d'une façon lente et ménagée au moyen des doigts ou d'instruments mousses. Lorsqu'on atteint un vaisseau offrant quelque volume, la section en est pratiquée entre deux ligatures. Il en est de même des tractus cellulo-fibreux qui ne pourraient être détruits sans l'aide de l'instrument tranchant. Lorsque la région le permet ou que les connexions vasculaires l'exigent, les vaisseaux de quelque importance qui se rendent à la tumeur sont sectionnés et liés, puis la tumeur, isolée de ses connexions avec les parties profondes, est renversée de manière à n'être plus reliée que par un pédicule contenant les vaisseaux profonds à leur entrée dans le néoplasme. Une double ligature est appliquée, et les vaisseaux sont sectionnés. »

M. Verneuil s'entoure en outre des plus grandes pré-

(1) Billroth. Pathologie chirurgicale générale.
(2) Marchand. *Progrès médical*, 1874.

cautions pour éviter l'empoisonnement des plaies. Pendant tout le temps de l'opération la plaie est soumise à la pulvérisation phéniquée. Une fois l'opération, terminée, de nombreuses injections désinfectantes sont faites chaque jour dans les drains traversant la plaie, et chaque pansement est fait sous la pulvérisation.

Les résultats de l'extirpation des lymphadénomes sont très-divers, suivant leur volume et les conditions nosocomiales dans lesquelles opère le chirurgien. Une statistique aurait une importance médiocre, car on ne saurait comparer l'extirpation de un ou deux ganglions gros comme une noix à l'opération laborieuse qui consiste à détacher une tumeur de grand volume offrant des connexions intimes avec les organes importants du cou.

Une des conséquences les plus fâcheuses des opérations de grosses tumeurs est l'hémorrhagie consécutive. Dans l'observation de M. Castiaux, la veine jugulaire avait été dénudée et s'était ouverte neuf jours après l'opération.

Lorsqu'on voulut pratiquer la ligature, un hémorrhagie foudroyante survint et enleva la malade déjà épuisée par les hémorrhagies précédentes, mais alors que la plaie était déjà en pleine voie de guérison.

C'est surtout à cause des rapports dangereux de ces tumeurs que l'emploi de l'anse galvanique ou du couteau galvanique est dangereux. M. Verneuil a fait, l'année dernière, la communication suivante au nom de M. Nepveu (1) : « Un malade, campagnard vigoureux, avait un énorme lympho-sarcome du cou L'ablation pratiquée

(1) *Progrès méd.* (1875), p. 705.

par le galvano-cautère et l'écraseur donna peu de sang, mais la carotide primitive se trouva dénudée juste au-dessous de sa bifurcation. Pendant 13 jours tout alla bien sauf un peu de fièvre. Le 14e jour le malade ressentit une douleur vive dans la plaie, puis il sortit un jet de sang vite arrêté par la compression digitale. M. Verneuil fit la forcipressure, mais le malade mourut 32 heures après.

Les opérations de lympho-sarcomes de l'aine n'ont pas été heureuses jusqu'ici. Dans un cas le malade opéré par M. Demarquay, succomba à un érysipèle gangréneux. Dans l'observation citée par M. Goglioso, la généralisation se fit rapidement dans les ganglions prévertébraux et le malade succomba à la compression médullaire.

Dans d'autres observations, la mort fut occasionnée par la phlébite (obs. Bourdon). Dans le cas intéressant cité par M. Trélat, la mort arriva subitement sans que l'on ait pu connaître la cause exacte de l'accident.

Les cas où des tumeurs énormes, situées dans des régions périlleuses (Verneuil (1); Dolbeau), ont été enlevées heureusement, sont cependant assez nombreux pour justifier l'intervention chirurgicale qui présente en outre de bien plus grands avantages lorsqu'elle est faite pour des tumeurs qui n'ont pas atteint ce développement et est alors exempte de presque tout danger.

Enfin, pour terminer, les chances que l'on a de prévenir la généralisation qui aurait eu pour point de départ la tumeur ganglionnaire sont assez grandes pour que l'on tente une opération analogue à celles qui sont pratiquées

(1) Thèse Bergeron, obs. 23.

tous les jours par les chirurgiens pour des néoplasmes malins qui, différents par leur structure histologique, n'en ont pas moins une évolution semblable en bien des points à celle du lympho-sarcome.

OBSERVATIONS

Observation I (Personnelle).

Lympho-sarcome ulcéré de la région sus-claviculaire droite, généralisation dans les régions parotidiennes et sous-maxillaires des deux côtés du cou.

Marie Denain, âgée de 25 ans, née à Mont-Rabot (Manche), entre à l'hôpital de la Pitié; le 18 mars 1876, dans le service de M. le professeur Verneuil.

Les parents de cette jeune femme sont encore vivants et jouissent d'une assez bonne santé. Son père seul est fréquemment sujet à tousser, ses frères sont vigoureux, une de ses sœurs est morte de la fièvre typhoïde. Elle-même a toujours été bien portante pendant son enfance passée à la campagne. C'est à peine si elle se souvient avoir eu alors quelques croûtes dans les cheveux.

A 19 ans elle est prise de la fièvre typhoïde et reste au lit pendant trois mois. Un an après sa guérison, mariée et venue à Paris, elle fait une fausse couche. Il y a trois ans elle est atteinte d'un érysipèle de la face, et à la suite, de maux d'yeux.

Depuis deux ans la malade habite un rez-de-chaussée humide dont elle n'est guère sortie dans les derniers temps, à cause des progrès de son mal. Sa position est aisée et elle n'a jamais subi de privations.

C'est seulement il y a dix-huit mois qu'elle s'aperçut d'un gonflement dans l'angle de la mâchoire droite, qui ne tarda pas à devenir bilatéral. Elle consulta alors un médecin qui lui ordonna de prendre du vin de quinquina et de l'huile de foie de morue.

Pendant un an le gonflement fait peu de progrès, mais depuis huit mois les tumeurs se développent rapidement. La malade a passé sans succès quelques semaines au bord de la mer pendant l'été dernier. Il y a six mois elle fut atteinte d'une tumeur axillaire. Cette tumeur gênait les mouvements du bras droit. On y fit une incision qui fut suivie pendant assez longtemps d'un écoulement de sérosité et s'affaissa complètement.

Il y a trois mois, la tumeur située dans le creux sus-claviculaire du côté droit fut ouverte et l'on y fit des injections irritantes. Une ulcération de 6 à 7 centimètres de diamètre s'établit.

A son entrée, la malade offre une déformation caractéristique du cou qui est élargi par deux tumeurs siégeant dans les régions sous-maxillaires. A droite, la peau est le siége d'une légère inflammation. Il existe une tumeur plus petite dans la région parotidienne. Au-dessous de la masse sous-maxillaire droite on voit dans le creux sus-claviculaire une tumeur de la grosseur du poing, dont le sommet est occupé par une large ulcération, recouverte à son milieu d'une eschare grisâtre présentant sur les bords des fongosités, et sécrétant un liquide séreux. Du côté gauche la tumeur est du volume d'un œuf, et la peau à ce niveau est intacte et non adhérente. L'œil droit est atteint depuis quelques jours d'une légère blépharo-conjonctivite. La malade est affaiblie, mais elle a cependant pu venir à pied à l'hôpital. L'anémie n'est pas encore très-prononcée, il n'existe pas de bruit de souffle dans les vaisseaux. Examinés à ce moment, le foie et la rate ne paraissent pas hypertrophiés. Les autres régions ganglionnaires sont intactes. Il n'existe plus d'autre trace de la tumeur axillaire que la cicatrice de l'incision.

Pendant les premiers jours de son séjour à l'hôpital, la malade est traitée par l'huile phosphorée, qui est bientôt abandonnée. On cautérise l'ulcère dans ses points les plus fongueux, et on le soumet à chaque pansement à la pulvérisation phéniquée.

Les fonctions digestives se maintiennent intactes, il n'y a ni diarrhées, ni sueurs profuses. Cependant, la malade s'affaiblit de plus en plus. Vers la fin de mars, à l'époque de ses règles, elle est prise de plusieurs hémorrhagies successives qui ont pour point de départ un des vaisseaux de nouvelle formation de la tumeur ulcérée. Vers ce moment l'inflammation oculaire disparaît. Les hémorrhagies se renouvellent les mois suivants.

A la fin de mai il y a un écoulement par l'oreille gauche qui persiste une quinzaine de jours. Il n'y a pas de surdité. Pendant les deux ou trois premiers jours du mois de juin, les hémorrhagies se continuent, et l'une d'elles ne cède qu'à l'application pendant une demi-heure d'une pince à forci-pressure sur le vaisseau. Depuis quelque temps la surface de l'ulcération est cautérisée tous les deux jours à l'acide chromique.

Le 12 juin. L'affaiblissement va en croissant, la malade est complètement décolorée, les tumeurs paraissent s'affaisser plutôt par les progrès de l'amaigrissement que par la diminution de leur volume. La malade est plongée dans une grande apathie et répond avec effort aux questions qui lui sont posées. Il n'y a pas eu encore de gêne pour la déglutition ni pour la respiration.

Le 15. Marie D... se plaint d'un point de côté. On reconnaît à l'examen les signes d'un épanchement dans la plèvre droite.

On applique un vésicatoire et on donne des diurétiques. Il n'y a pas eu de frissons et la température ne s'est pas beaucoup élevée.

Le 17. La dyspnée augmente et ne cède pas à de larges frictions iodées. La malade ne peut plus rester couchée et garde la position assise. L'anémie est parvenue à son plus haut degré. Les jours suivants, l'œdème, qui jusqu'alors n'avait pas apparu, envahit le membre inférieur droit et le poignet du même côté.

La malade demande à sortir le 20 juin.

Observation II (Personnelle).

Lympho-sarcomes multiples des régions parotidiennes sous-maxillaires droites. — Extirpation par M. le professeur Verneuil. — Guérison.

X..., âgé de 20 ans, garçon de restaurant, entre le 15 avril, à l'hôpital de la Pitié, dans le service de M. le professeur Verneuil, salle Saint-Louis, lit n° 32.

X... n'a pas d'antécédents morbides personnels et ses parents jouissent d'une fort bonne santé. Il est né à Paris, mais a séjourné à la campagne jusqu'à l'âge de 18 ans.

Il y a dix-huit mois, il remarqua sous l'angle de la mâchoire, une petite tumeur qui prit depuis un accroissement lent mais progressif. Il y a un an, deux ou trois nouvelles petites tumeurs apparurent dans le voisinage de la première.

A son entrée à l'hôpital, X... présente du côté droit une tuméfaction qui s'étend de la parotide jusqu'au devant du cou. Cette tuméfaction est composée de quatre ou cinq ganglions hypertrophiés, du volume d'une noix, indépendants les uns des autres, mobiles sous la peau et sur les parties profondes.

Ces ganglions sont d'une consistance dure et élastique, et complètement indolents. Il existe quelques dents cariées, mais elles n'ont jamais provoqué de douleurs ni de fluxions.

X... présente une pâleur qui tient plutôt à sa profession qu'à son état général qui paraît excellent. L'examen des autres régions du corps ne révèle aucun signe de la généralisation dans les viscères.

M. Verneuil, en présence des circonstances favorables dans lesquelles se trouve le malade, est d'avis de le débarrasser de ses tumeurs. Cependant, auparavant, il essaye pendant six semaines l'emploi de l'huile phosphorée à l'intérieur, portée progressivement jusqu'à 3 capsules par jour. Ce traitement n'amène pas une diminution sensible des tumeurs.

Le 7 juin, M. Verneuil fait l'extirpation des ganglions hypertrophiés. Après avoir chloroformisé le malade, il trace deux incisions, la première verticale dans la région parotidienne, la seconde oblique de la région sous-maxillaire à la ligne médiane. Il incise avec le bistouri la peau et le tissu cellulaire sous-cutanée, dans l'espace de 5 à 6 centimètres, jusqu'à ce qu'il arrive sur les ganglions les plus superficiels de la région parotidienne.

Un petit vaisseau est comprimé par la pince hémostatique.

Quittant alors le bistouri, M. Verneuil fait écarter les lèvres de la plaie, accroche un ganglion avec la pince de Museux et cherche à l'énucléer avec la pointe mousse des ciseaux et avec les doigts. Ce ganglion et les voisins, au nombre de deux ou trois de la grosseur d'une petite noix, qui paraissaient si mobiles sous la peau avant l'opération, présentent l'adhérence la plus tenace aux tissus voisins. Une fois les ganglions enlevés, on fait la pulvérisation phéniquée sur la plaie qui est épongée. M. Verneuil reconnaît alors l'existence de ganglions situés plus profondément. L'un d'eux, placé sous le muscle sterno-mastoïdien, offre les plus solides adhérences. Lorsqu'il ne tient plus que par un pédicule aux parties profondes, M. Verneuil le prend solidement avec une pince à pansement et par des mouvements de torsion rompt son pédicule. Cette opération est suivie de l'extraction des ganglions intra-parotidiens, au nombre de deux, plus petits que les plus superficiels. M. Verneuil évite avec le plus grand soin la section de petits vaisseaux ou de filets du nerf facial. Puis il passe à l'extirpation de la partie inférieure du chapelet ganglionnaire. Une incision de 4 à 5 centimètres est pratiquée à partir de la ligne médiane au-dessous de la branche horizontale du maxillaire inférieur. La veine faciale est laissée dans le pont qui sépare les deux incisions. Deux ganglions sous maxillaires et deux sus-hyoïdiens sont enlevés par la même méthode que les précédents.

Puis M. Verneuil fait avec la sonde cannelée un trajet sous la partie restée intacte entre les deux incisions, et y passe un gros drain. Il fait une contre-ouverture à la partie postérieure de l'incision supérieure et y passe également un drain.

Puis, la plaie est nettoyée exactement avec la pulvérisation phéniquée et pansée avec de la charpie imbibée de la même solution.

L'opération a duré une demi-heure au moins, aucun vaisseau important n'a été lié et il n'a été fait d'autre ligature que celle du pédicule d'un des ganglions.

Le 7 juin. Le malade a eu le soir 38°,8. Une hémorrhagie assez abondante a eu lieu bien qu'on n'ait divisé aucun vaisseau important.

Le 8. Le malade a passé une assez bonne nuit, il n'y a pas de symptômes généraux graves. La plaie est débarrassée du sang qui s'était coagulé la veille dans ses anfractuosités, et est soumise à 5 pulvérisations phéniquées chaque jour. Température, 38°,2 le matin; 39°,5 le soir.

Les jours suivants, la température baisse progressivement et le 14 juin elle est stationnaire ou revenue à ses oscillations normales.

La plaie se cicatrise promptement et quelques jours après le malade sort en convalescence.

Examen de la tumeur. — Les ganglions hypertrophiés sont, à la coupe, d'un gris jaunâtre, et présentent une surface légèrement mamelonnée. Leur consistance est ferme. L'un d'eux présente à son centre un noyau plus dense. On n'observe aucun foyer de ramollissemennt caséeux.

Examinées au microscope par M. Nepveu, les coupes des tumeurs ne se présentent pas après le durcissement sous l'aspect du lymphadénome pur. On trouve dans le réticulum, quelques éléments sarcomateux, sous la forme de cellules embryonnaires et de quelques cellules fusiformes.

Observation III (Personnelle).

Lymphadénome sous-maxillaire. — Extirpation par M. le professeur Verneuil. — Guérison.

Le 27 juin 1876. Elise Bernot, passementière, âgée de 25 ans, entre à la Pitié, dans le service de M. le professeur Verneuil.

Cette jeune fille est venue depuis trois ans à Paris. Ses parents et sa sœur jouissent d'une vigoureuse constitution. Quant à elle, à l'âge de 9 ans elle a eu la fièvre typhoïde, mais elle n'a eu dans son enfance aucune trace de scrofule. Vers l'âge de 18 ans, elle a subi un traitement pour la chloro-anémie. Elle était à Paris depuis six mois lorsqu'elle eut une fluxion et des maux de dents. A la suite de la fluxion elle s'aperçut qu'elle portait sous l'angle de la mâchoire, une petite tumeur ovoïde, mobile et indolente, du volume d'un haricot. Pendant un an la tumeur resta réduite à ce petit volume et augmenta depuis lentement, malgré les pommades et les frictions, jusqu'à l'entrée à l'hôpital.

E... porte dans la région sous-maxillaire, une tumeur à contours arrondis, de la grosseur d'un œuf de pigeon. Cette tumeur paraît unique, elle est mobile, indolente. La santé générale est excellente. En présence de ces bonnes conditions M. Verneuil se décide à débarrasser la malade de sa difformité. Après quelques jours de repos à l'hôpital, l'opération est pratiquée le 3 juillet 1876. La malade chloroformi-ée, M. Verneuil fait avec le bistouri une incision horizontale suivant le grand axe de la tumeur. La peau et le tissu cellulaire sont divisés. L'aponévrose superficielle est déchirée avec l'extrémité d'une spatule, et l'on arrive sur la tumeur. M. Verneuil déchire les uns après les autres les tractus celluleux qui unissent la tumeur aux parties voisines. Un de ces tractus contient un petit vaisseau artériel qui est promptement comprimé par la forci-pressure. Une fois en grande partie séparée de ses connexions. la tumeur est renversée et l'on peut ainsi atteindre son pédicule, composé de plusieurs tractus celluleux qui sont isolé et liés puis sectionnés entre deux ligatures. La tumeur est ainsi enlevée. On constate qu'elle n'est pas unique, mais composé de deux lobes distincts, l'un gros comme un œuf de pigeon, l'autre comme une aveline.

La plaie a été, tout le temps de l'opération, soumise à la

pulvérisation phéniquée. Un pansement de même nature a été appliqué.

La glande sous-maxillaire n'a pas été atteinte pendant l'extirpation de la tumeur.

M. Verneuil incise à l'amphithéâtre le néoplasme qui a l'aspect extérieur du lymphadénome à sa périphérie. Dans les parties centrales on aperçoit dans la grosse tumeur 7, ou 8 noyaux blanchâtres et ayant l'aspect caséeux. La partie centrale de la petite tumeur présente la même dégénérescence, mais à un degré plus avancé.

Le 4 juillet. La malade a passé une bonne nuit après l'opération. Le lendemain elle n'accuse aucune douleur. La température est de 37,6. Les jours suivants, la température ne s'élève pas au-dessus de la normale, et il ne survient aucune complication.

La malade sort six jours après l'opération. La plaie soumise comme traitement aux pulvérisations phéniquées, présente lors de la sortie le meilleur aspect et est presque complètement cicatrisée (1).

Observation IV.

Lympho-sarcome de la face. Dublin Journal of medical Science, sept. 1874 (Traduction inédite).

Le Dr Reuben G. Harvey présente le moulage de tumeurs portées par une femme admise au mois d'octobre dernier dans le service du Dr Stokes.

A son entrée à l'hôpital cette femme portait sur la face plusieurs tumeurs qui la défiguraient horriblement.

Une de ces tumeurs siégeait sur le côté gauche du nez, une autre sur le sourcil à la partie externe de l'orbite droit, une autre au-dessous de l'orbite sur l'os malaire, enfin la plus grande siégeait au milieu du front.

Cette femme aurait fait une chute il y a environ un mois, l'œil fut intéressé, la malade attribue à cette chute et au traitement que lui fit faire une commère l'apparition de ces tumeurs. L'idée que ces tumeurs pouvaient être syphilitiques fut abandonnée après l'interrogatoire, bien que son mari ait été traité quelque temps à Lock's Hospital.

Un fait clinique important est que ces tumeurs diminuèrent considérablement quelque temps avant la terminaison

(1) *N. B.* L'examen histologique de la tumeur n'était pas terminé lors de l'impression de ce travail.

fatale et ne reprirent leur volume que peu de jours avant la mort. Deux autres tumeurs étaient situées l'une sur la partie postérieure du poignet gauche, l'autre sur le poignet droit.

La femme était presque aphone et en examinant le larynx, on trouva que cet organe était le siége d'une inflammation chronique. Les cordes vocales étaient considérablement épaissies. Un échantillon des tumeurs fut examiné par le Dr Harvey. A la coupe et en raclant la surface de section il s'écoula une quantité considérable d'un suc dont la richesse en cellules lymphoïdes fut révélée par le microscope. Au premier abord on pensa à un « Round all sarcoma », sarcome à cellules sphériques, mais on apercevait dans son épaisseur de rares fibres d'une ténuité extrême. Après avoir augmenté le degré d'induration et fait un examen plus minutieux, l'observateur trouva que la structure répondait à ce qui est décrit sous le nom de Lympho-sarcome.

Cette structure consistait en un réticulum d'une ténuité exquise contenant dans ses mailles un grand nombre de cellules lymphoïdes.

D'après le Dr Harvey la tumeur frontale prenait naissance dans le sarcolemme du muscle occipito-frontal. Le sarcolemme présentait tous les degrés de prolifération et le réseau de la tumeur était en connexion directe avec lui.

La tumeur intéressait le périoste, car en enlevant celle-ci de dessus l'os, le périoste cédait à la traction.

Quant à l'os il n'avait rien d'anormal si ce n'est une légère injection. Intérieurement le cerveau et ses enveloppes étaient complètement sains.

Les tumeurs étaient d'une vascularité extrême, ce qui pourrait expliquer l'affaissement subit dont nous avons parlé, dû peut-être au ralentissement de la circulation..

Observation V.

Lympho-sarcome du cou. — Extirpation. — Guérison.
(France Médicale, 1874).

Joseph Berceau, jardinier, entre le 6 octobre 1873 dans le service de M. le professeur Dolbeau.

Ce malade, âgé de 19 ans, a eu dans son enfance des blépharites et des conjonctivites chroniques, mais pas d'autres antécédents strumeux. Il n'y a chez lui de signes ni de syphilis ni de tuberculose pulmonaire. Il habite dans un lieu humide.

Il y a 15 mois, il s'aperçut de la présence d'une tumeur

du volume d'une noisette, arrondie, indolente, roulant sous le doigt. A ce moment, des sangsues, des frictions iodées furent employées sans résultat. La tumeur croissait toujours mais sans douleur. De nouvelles tumeurs apparaissent plus tard autour de la tumeur principale, elles sont multiples mais de petit volume.

Il y a dix mois la tumeur était du volume d'un œuf. Un médecin y fit une ponction qui ne donna issue qu'à quelques gouttes de sang.

Le malade entre le 29 mai 1873 chez M. Guyon qui prescrit des bains d'eau salée, du sirop d'iodure de fer, du vin de quinquina et une application de coton iodé sur la tumeur qui cependant continu à croître.

Le malade entre le 6 octobre chez M. Dolbeau.

État actuel. Berceau est grand et robuste bien que d'apparence lymphatique et un peu pâle.

La tumeur, de la grosseur d'une tête d'enfant, est de forme irrégulière mais à contours arrondis. Cette tumeur paraît bilobée lorsqu'on fait contracter le muscle sterno-mastoïdien qui croise la face externe. Les lobes principaux se décomposent en lobes secondaires, de consistance molle et élastique sans apparence de fluctuation. La peau est restée normale et a conservé sa mobilité. Il n'y a pas de ganglions dans les autres régions. La rate est normale, le sang aussi. Les symptômes fonctionnels sont presque nuls. Il n'y a aucune douleur spontanée ni provoquée, aucun signe de compression.

15 octobre. *Opération.* La tumeur est enlevée par morceaux. On détache presque d'un seul coups on lobe antérieur qui en avant s'étend jusqu'aux vaisseaux carotidiens qui sont refoulés contre les tranchées.

Le sterno-mastoïdien couché sur la face superficielle de la tumeur a conservé ses fibres intactes, mais il est étalé sur la tumeur si largement qu'il présente trois fois sa largeur habituelle, il est divisé longitudinalement.

La partie antérieure de la tumeur est détachée facilement avec le bistouri. Il y a peu d'écoulement de sang On a lié 3 ou 4 artérioles et 2 ou 3 veines. On voit battre dans le fond de la plaie la carotide déviée par la tumeur. On fixe deux ou trois ganglions hypertrophiés dont on a pratiqué l'énucléation après avoir fendu leur coque qui est laissée en place. On ménage le sterno-mastoïdien et on énuclée les ganglions placés au-dessous de lui qui sont beaucoup moins confondus en une masse unique qu'à la partie antérieure de la tumeur. Ils se présentent plutôt par groupes isolés, contenus individuellement dans une coque spéciale que M. Dolbeau incise et laisse en place après en avoir extrait le contenu. Ce procédé d'extraction réunit le double avantage de ne causer qu'un léger écoulement de sang et de permettre d'éviter d'une façon certaine de léser de gros troncs dont la blessure eût été inévitable dans cette région. La veine jugulaire interne n'a été épargnée que grâce à cette énucléation particulière des ganglions malades.

La partie postérieure de la tumeur constituée principalement par une masse unique de ganglions confondus comme dans la partie antérieure a été enlevée par le bistouri.

Toutes les parties malades sont enlevées, et l'on a fait à Berceau un pansement à l'alcool.

Le 18 octobre. Temp. mat. 39°,1 ; soir, 39,°2.

Le 20, 39°,

Le 22, 37°,2.

Le 23, 40°,3. Érysipèle de la face.

Le 1er novembre la température est redevenue normale et le malade marche vers la guérison.

Le 13. Abcès un peu au-dessus de l'apophyse mastoïde.

15 décembre. Le malade sort complètement guéri, tous les mouvements sont conservés, la sensibilité est intacte, pas de déviation de la face par la cicatrice.

Examen de la tumeur par M. Grancher. — Couleur grisâtre uniforme, consistance assez grande. Par le raclage, cellules de 0. mm. 010 à 0.020, arrondies, quelques-unes fusiformes, d'autres en raquette. Avant le lavage au pinceau le tissu paraît formé tout entier de cellules qui se touchent. Çà et là on reconnaît une ébauche de disposition fasciculée qui se perd bientôt dans la masse uniforme des cellules arrondies. La préparation est semée de ces orifices lacunaires plus ou moins irréguliers, sans parois, véritables vaisseaux qu'on ne rencontre en aussi grand nombre et avec ce caractère que dans les sarcomes. En résumé, sarcome embryonnaire avec quelques points en voie d'évolution fusiforme.

Quand on a fait le lavage au pinceau, la plupart des cellules disparaissent et laissent une trame de tissu conjonctif aréolaire absolument identique à celui d'un ganglion lymphatique.

Çà et là le réticulum fait défaut. C'est probablement dans ces espaces que se trouvaient les vaisseaux embryonnaires si faciles à voir avant le lavage au pinceau et qu'on ne retrouve plus après. Il ne reste qu'une trame réticulée avec grandes lacunes et les vaisseaux ordinaires des ganglions.

Observation VI (Résumée).

Lympho-sarcome de la région inguinale. — Extirpation, mort. (Thèse de M. Goglioso, 1873, Paris). — Généralisation viscérale.

Félix Chapy, âgé de 16 ans, entre le 31 mars 1873 dans le service de M. le professeur Gosselin, à l'hôpital de la Charité, lit nº 35, salle Sainte Vierge.

A part son père qui est mort d'une affection longue et indéterminée, Chapy donne sur le reste de sa famille des renseignements qui excluent tout antécédent morbide héréditaire.

Quant à lui, il est petit, maigre, chétif et mal formé pour son âge. Cependant il n'a pas eu de maladies antérieures et n'a présenté aucune trace appréciable de diathèse scrofuleuse. Début il y a trois ans par une petite grosseur dans l'aine, du volume d'une noisette. La tumeur augmente lentement sans causer de douleurs. A peine le malade accuse-t-il une légère gêne après de longues marches.

A son entrée on constate l'existence d'une tumeur du volume d'un œuf de dinde, occupant la partie supérieure du triangle de Scarpa et présentant à sa partie interne un petit lobe qui n'est apparu que depuis un an. La tumeur est dure et bosselée. La peau est mobile et intacte au-dessus d'elle. Le malade examiné avec soin présente dans la fosse iliaque interne un groupe de ganglions hypertrophiés mais indolents. Au cou quelques ganglions engorgés, mais peu volumineux et indolents. Les viscères paraissent intacts.

Comme la tumeur menace de devenir par un accroissement rapide très-gênante pour le malade, M. le Dr Gosselin se décide à l'enlever.

Le 12 avril, application de caustiques de Vienne en croix sur la tumeur.

Le 24 l'eschare est tombée et M. Gosselin pratique l'ablation de la tumeur en suivant le tracé de la cautérisation dans son incision.

Le néoplasme avait des prolongements difficiles à enlever en arrière et en dedans. La plaie marche sans complications vers la guérison. Mais la tumeur intra-abdominale augmente rapidement. Engourdissement et œdème des membres.

Le 10 mai, paraplégie.

Le 14. Douleurs vives et lancinantes, en ceinture, incontinence d'urine.

Le 15, signes d'une pleurésie gauche, mort dans le coma quelques jours après.

A l'autopsie, on trouva que la tumeur iliaque ne communiquait pas avec la région inguinale et n'était pas la cause des accidents de compression. A gauche il existait un épanchement pleurétique purulent. Une fois la cavité pleurale vidée, on vit une tumeur oblongue à grand diamètre vertical, siégeant au niveau du corps des 5e et 8e vertèbres dorsales. Les articulations costo-vertébrales correspondantes étaient envahies et dissociées. Les vertèbres étaient infiltrées d'une substance grisâtre et mollasse.

L'examen microscopique fit voir qu'il s'agissait de tumeurs de tissu lymphadénoïde. On rencontra une grande quantité de cellules embryonnaires et le réticulum paraissait manquer par place.

Observation VII.

Lympho-sarcome inguinal, opération, mort par érysipèle gangréneux. (Observ. publiée par M. Marcano, interne, dans le Bulletin de la Société anatomique, 1873.)

S..., âgé de 53 ans, cultivateur, entre le 15 janvier 1875 dans le service de M. Demarquay, à la Maison de Santé.

Cet homme n'a jamais été malade. Ses parents sont morts très-vieux, sans affections organiques. Il n'a jamais eu de scrofule ni de syphilis.

Il y a trois mois, il s'est aperçu que quelque chose le gênait dans l'aine droite où il constata une petite glande roulant sous la peau qui était saine. Le malade n'y aurait ajouté aucune importance, si la tumeur ne s'était développée rapidement. Quelque temps après son apparition, elle s'est aggravée en envahissant les régions voisines jusqu'à atteindre le volume que l'on trouve aujourd'hui.

Pas de symptômes généraux, à part une légère gêne des mouvements du membre. La tumeur, située au-dessous de l'arcade crurale, est du volume du poing, non adhérente à la peau, de forme globuleuse, bien limitée de tous les côtés, immobile. Il n'y a pas de douleurs spontanées ni provoquées. Les autres régions ganglionnaires sont indemnes.

Le 21 janvier, énucléation de la tumeur. La gaîne des vaisseaux fémoraux reste intacte, peu de sang s'écoule.

Le 21, fièvre ; le jour suivant, érysipèle.

Le 22. L'érysipèle envahit la cuisse et l'abdomen. Petite plaque gangréneuse.

Le 27. Etat grave, l'érysipèle envahit le tronc, insomnie, délire.

Mort le 1er février.

Autopsie.—La veine fémorale est intacte. Les régions ganglionnaires sont indemnes; l'examen histologique fait par M. Nepveu montre que la tumeur est composée de cellules lymphatiques, à divers degrés de développement, comprises dans des alvéoles dans lesquelles on trouve en même temps des éléments fibro-plastiques.

La tumeur était un lympho-sarcome mou.

Observation VIII (Résumée).

Lymphadénome du testicule par M. Letulle, interne des hôpitaux. — (Résumé de l'observation communiquée à la Société anatomique, 18 février 1876).

G..., 57 ans, sculpteur sur bois, entre le 26 janvier 1876 à l'hôpital de la Charité, service de M. le professeur Trélat.

Ce malade porte une tumeur qui augmente considérablement la moitié gauche du scrotum. La peau est distendue, sillonnée de nombreuses veines, mais non adhérente. Cette tumeur, du volume et de la forme d'un gros rein, est bosselée et de consistance variable. En avant, élastique et rénitente; en bas, manifestement fluctuante; en haut, solide et très-dure.

La face postérieure est dure et irrégulière. Légèrement transparente en bas, et en avant la tumeur est opaque dans le reste de son étendue. La sensibilité est obtuse au palper, excepté en arrière et en bas, où la pression cause une douleur assez vive. Le malade accuse des troubles fonctionnels peu marqués. Le canal déférent du côté de la tumeur est un peu plus gros et plus douloureux que du côté opposé.

A l'âge de 12 ans, G... reçut un coup d'une barre de fer qui pénétra dans le scrotum ou dans la région périnéale.

A 20 ans, il fut exempté du service pour son testicule qui était atteint vraisemblablement de varicocèle.

Il se maria jeune, et il a eu 14 enfants dont 8 sont vivants et bien portants.

Le malade présente quelques antécédents scrofuleux. Il a eu une blennorrhagie avec érosions chancreuses à 42 ans.

mais pas de traces de syphilis. La tumeur, qui date de sept à huit ans, augmente rapidement depuis six mois, surtout à sa partie supérieure.

25 janvier. Ponction exploratrice qui donne issue à 40 grammes d'un liquide jaune ocre, et bientôt sanguinolent.

Le 30. Rougeur et tuméfaction douloureuse de la région ponctionnée.

2 février. Le testicule du côté sain est plus sensible que normalement.

On prescrit l'iodure de potassium et le sirop de Gibert.

Le 23. La tumeur augmentant rapidement, on fait la castration avec l'anse galvano-caustique.

La tumeur fait saillie sur la coupe, elle est constituée dans sa moitié inférieure par un noyau central ovoïde de 5 cent. qui, au premier abord, rappelle la glande testiculaire transformée. D'une couleur rose pâle, cette zone vaguement lobée est séparée des cavités vaginales par une couche d'un blanc nacré beaucoup plus dure et plus résistante, formant une zone périphérique qui se perd au-dessus de la région testiculaire, dans les végétations néoplasiques qui constituent la moitié supérieure de la tumeur. La consistance de la tumeur, dans cette moitié supérieure, est plus dure, presque ligneuse.

La tunique vaginale est épaissie et adhérente au néoplasme. La cavité est cloisonnée.

La tumeur, examinée par M. Malassez, était un lymphadénome.

En terminant l'exposé des résultats de son examen, M. Malassez fait remarquer que le néoplasme a détruit les parenchymes et les a tranformés, non en les refoulant devant soi, mais en les envahissant de manière à les rendre méconnaissables.

Le malade suivi pendant deux mois fut atteint bientôt dans le testicule droit d'une tumeur absolument analogue à celle dont on avait pratiqué l'ablation. En outre, dans différentes régions, se produisirent au dessous de la peau un grand nombre de tumeurs mollasses élastiques ressemblant tout à fait à des ganglions tuméfiés. La cicatrisation se fit cependant rapidement et sans accidents (voir l'observation complète dans le *Progrès médical*, 1876, p. 436).

Observation IX (Résumée).

Lympho-sarcome de l'avant-bras (Heurtaux).

Une femme de 28 ans vint consulter M. Heurtaux au mois de mars 1872, pour de petites tumeurs qu'elle portait à l'avant-bras gauche. Pas d'antécédents syphilitiques ou scrofuleux.

Une tache pigmentaire de naissance devint il y a dix-huit mois le siége d'une tumeur qui s'ulcéra et prit l'aspect d'un champignon.

Un médecin coupa la tumeur au niveau de son pédicule.

Depuis quatre mois ont paru au côté postérieur du même avant-bras des tumeurs, au nombre de six, qui ont disparu sans laisser de traces pendant que d'autres se développaient. Celles qui restent au nombre de six sont ovoïdes et du volume d'une grosse noix. La peau, adhérente aux tumeurs, est rougeâtre en certains points.

D'après le siége et la forme de ces tumeurs, M. Heurtaux pense qu'elles occupent les vaisseaux lymphatiques qui, en des points plus élevés et jusqu'au pli du coude, sont remplis de nodosités. Rien dans les ganglions; l'iodure de potassium n'amène aucune amélioration. Au mois de juillet 1872, on peut compter 25 de ces tumeurs. Une d'elle, plus grosse, tend à l'ulcération. Le 1er novembre, elle a l'aspect d'un large champignon donnant un suintement séreux d'odeur fétide les douleurs sont excessives. La tumeur a 14 cent. dans le sens vertical, 12 cent. de largeur. La malade refuse l'amputation et meurt cachectique.

A l'autopsie, rien dans les organes.

La tumeur, examinée au microscope, est un lymphosarcome à grandes cellules très-granuleuses (*Gazette hebd.*, 1873, p. 708).

Observation X.

Lymphosarcome de la plante du pied. (Obs. par le Dr Martin, inserée dans les Bulletins de la Soc. anat., 1872, p. 158.)

V... (Jean), 64 ans, cultivateur, entre à l'hôpital de Nevers, pour une tumeur qu'il porte à la plante du pied droit. Au dire du malade, elle aurait commencé nar un durillon, qui, pendant'a dix ans, resta indolent et pugmenta pas de volume. Ce n'est que depuis trois mois qu'elle a grossi au point de rendre la marche tout à fait impossible. Actuellement, cette tumeur parfaitement arrondie, occupe la partie médiane de la face plantaire, au niveau des articulations métacarpo-phalangiennes. Elle a un diamètre d'environ 5 centimètres, et forme une saillie de près de 2 centimètres. La peau est complètement détruite, la surface est grisâtre, mais suppure peu. La pression exercée avec le doigt sur cette tumeur n'est pas douloureuse. Plusieurs hémorrhagies se sont produites probablement par suite de l'ulcération de la peau.

Sur la face supérieure du pied, à la partie postérieure du second orteil, il existe une induration sous-cutanée d'environ 1 cent. carré. Il semblerait que la tumeur de la région plantaire envoie un prolongement sur la face supérieure, à travers les métatarsiens.

Dans l'aine, du côté droit, on trouve une tumeur ganglionnaire volumineuse. L'un des ganglions a acquis le volume d'un œuf de poule; deux autres ont environ la grosseur d'une noix. Le malade se plaint d'une douleur profonde dans la région iliaque droite (tuméfaction probable des ganglions profonds).

Depuis deux mois, diminution considérable de l'appétit et amaigrissement très-prononcé. Aspect général caractéristique de la cachexie cancéreuse.

La tumeur a été enlevée le 18 mars à l'aide du bistouri. La surface des métatarsiens a été mise à nu. Cautérisation au fer rouge.

D'après M. Malassez, la tumeur, qui offrait cliniquement les caractères du cancer, était à l'examen histologique un lympho-sarcome, variété de lymphadénomes à grandes cellules.

Observation XI (personnelle).

Lymphadénomes du cou et de l'aisselle. ***Stomatorrhagie.***

Le 10 juillet 1876, Ambroisine Flahaut, âgé de 37 ans, domestique, entre dans le service de M. le professeur Verneuil, à l'hôpital de la Pitié, lit n° 27.

Cette femme a passé sa jeunesse sur les bords de la Mer, à Boulogne, où ses parents étaient gardes-côtes. Elle ne paraît pas avoir d'antécédents morbides héréditaires. A l'âge de 16 ans, elle a eu la fièvre typhoïde. A 19 ans, elle commença à s'apercevoir de l'apparition du goître qu'elle porte encore aujourd'hui.

Mariée l'année suivante, A. F. a eu trois enfants qui, actuellement, sont bien portants. A chaque grossesse, son goître a pris une nouvelle extension qui s'est maintenue. Il y a environ dix-huit mois, la malade remarqua dans le creux sus-claviculaire droit une petite tumeur qui s'accroissait graduellement. Un an après, une seconde tumeur apparut dans le creux de l'aisselle. Celle-ci était déjà volumineuse lorsque la malade la remarqua, et elle avait la grosseur d'un œuf. D'ailleurs, elle avoue n'avoir pas ajouté une grande importance à l'apparition de ces tumeurs, et les dates qu'elle fixe ne sont qu'approximatives.

Mais bientôt la tumeur sus-claviculaire, ayant pris un plus grand développement. occasionna quelques symptômes douloureux, tels que des élancements, des douleurs fugaces le long du bras, des fourmillements et un engourdissement passager du membre. Ayant consulté alors un médecin, elle fit sur les tumeurs des frictions avec une pommade à l'iodure de plomb. Cette médication resta sans résultats.

Il y a environ trois mois, A. Flahaut fut prise le soir de fièvre.

Cette fièvre s'annonçait par un frisson suivi de chaleur, et fut peu modifiée par le sulfate de quinine. Les jours où les accès apparaissaient n'étaient point fixes, et la malade restait parfois plusieurs jours sans avoir de fièvre. Depuis trois semaines, les accès fébriles ont disparu. Ces fièvres pouvaient difficilement se rattacher à l'impaludisme, car A. F. habite chez des maîtres riches un des quartiers les plus sains de Paris, les hauteurs du Faubourg Saint-Honoré. Un séjour de quelques semaines à la campagne n'avait pas modifié ses accès fébriles.

En même temps, A. F. a un peu maigri et a ressenti les premières atteintes d'un affaiblissement aujourd'hui assez marqué.

Le 10 juillet elle entre chez M. le professeur Verneuil pour être débarrassée de ses tumeurs. Si l'on passe à leur examen, on voit que celle qui apparut la première est située dans le creux sus-claviculaire du côté droit. Cette tumeur a environ 8 centimetres dans son plus grand diametre. Elle est peu saillante. et en partie cachée par le tissu cellulaire superficiel. Sa forme est arrondie et elle semble divisée en trois lobes distincts. Elle est indolente, dure et rénitente au toucher. La peau est mobile sur elle et on peut facilement constater que la tumeur est complètement indépendante des parties profondes. Une tumeur plus volumineuse, quoique de date plus récente, siége sous l'aisselle. Elle n'est pas exactement placée dans le creux axillaire, mais à la partie inférieure de son bord antérieur. Elle est du volume du poing, d'une consistance moindre que celle de la tumeur primitive.

En avant du cou, la malade porte un goître peu volumineux qui, sur son côté droit, semble se fondre en une tumeur plus dure qui n'a pas de connexions avec la tumeur sus-claviculaire voisine.

Si l'on passe à l'examen général de la malade, on peut voir que sa constitution n'est pas très-robuste, elle accuse un amaigrissement récent. Dans les régions ganglionnaires on ne constate aucune tumeur, Il en est de même dans le ventre qui se laisse facilement déprimer en raison des grossesses multiples.

Le foi percuté avec soin par M. Richet, interne du service, présente sur son côté externe une matité de 18 cent. et de 13 cent. sur son bord interne. Il déborde les fausses côtes. La rate présente une matité verticale d'environ 10 cent.

M. le Pr Verneuil, en raison de l'absence de signes de généralisation, était disposé à extirper les deux tumeurs, lorsque le 15 juillet la malade fut prise d'une stomatorrhagie. Cet écoulement de sang augmenta le lendemain malgré le traitement approprié, et le lundi matin 17 juillet nous trouvons la malade dans l'état suivant :

Elle perd constamment du sang par trois alvéoles vides des incisives et par le bord libre des gencives. L'alvéole d'une dent arrachée, il y a dix jours, ne donne pas de sang.

Il est difficile d'évaluer la quantité de sang perdue depuis deux jours, mais elle est considérable. La malade rapporte alors qu'elle est souvent sujette à des épistaxis. Sous l'influence de la perte de sang, il s'est développé au cœur un bruit de souffle anémique qui n'existait pas auparavant.

En présence de cette stomatorrhagie incoercible, M. Verneuil recherche avec soin les points de la muqueuse buccale qui laissent suinter le sang et cautérise avec la pointe du thermo-cautère le bord libre des gencives et les alvéoles des dents cariées. Il prescrit ensuite l'eau de Rabel et 1 gr. d'ergotine. La malade garde depuis deux jours des morceaux de glace dans la bouche.

18 juillet. La malade n'a pas perdu beaucoup de sang depuis la veille, elle ne paraît pas affectée de son état. On remarque sur l'avant-bras gauche une large ecchymose bleuâtre, qui s'est produite spontanément De légères taches de purpura apparaissent au pli des articulations du coude.

Il s'écoule un peu de sang des organes génitaux bien que

la malade soit éloignée de l'époque de ses règles, qui doivent avoir lieu le 25. L'urine paraît un peu foncée, il n'y a pas d'albumine ni de sucre. Le sang, examiné par M. Nepveu, ne présente pas d'augmentation dans le rapport du nombre des globules blancs. — Température 38,6.

19 juillet. Cette nuit, vers 2 heures, la stomatorrhagie a repris une nouvelle intensité et le matin à la visite la malade présente une décoloration complète des téguments. Le bruit de souffle est augmenté, mais le purpura n'a pas fait de progrès. M. Verneuil prescrit de la digitale à l'intérieur, des injections hypodermiques d'ergotine dans l'épaisseur des joues et un lavement avec du sulfate de quinine. Temp. axill. 38°.

En présence de cette stomatorrhagie incoercible, on peut facilement prévoir les conditions désastreuses dans lesquelles aurait eu lieu l'opération, bien que rien ne fît supposer avant l'hémorrhagie la prédisposition de la malade à cette complication.

Indication de quelques observations de lymphadénomes avec leurs caractères les plus saillants.

I. *Lymphadénome extirpés.*

1. X., âgé de 25 ans. Constitution athlétique, porte un lymphadénome énorme qui occupe tout le côté droit du cou, et qui a résisté à toutes les médications. Extirpation par MM. Verneuil et Follin : guérison prompte sans complication. Pas de récidive six ans après. (Thèse de M. Bergeron 1872, p. 114.)

2. M., 55 ans, boucher, constitution athlétique. Lymphadénome de l'aisselle droite du volume de la tête d'un enfant. 1866. Extirpation, guérison. Nouvelle tumeur de la grosseur d'un œuf de dinde au cou survenue après l'opération, et ayant acquis ce volume en un an. M. Verneuil pratique de nouveau l'extirpation, la gaîne des vaisseaux carotidiens est incisée et la veine jugulaire mise à nu est dénudée.

Guérison rapide. Au bout de quelques mois nouvelle tumeur sous-maxillaire. Traitement arsenical et révulsifs,

1872, mort par double pneumonie aiguë. La santé générale avait été parfaite jusque-là. (Bergeron id. p. 116.)

3. Femme de 33 ans. Pas d'antécédents héréditaires ou personnels, sauf un érysipèle de la face survenu il y a quelques années. Début de la tumeur en 1859. Etat stationnaire pendant 5 ans, accroissement depuis cette époque et volume d'un gros œuf d'oie en 1869. La médication interne est restée sans résultat. Extirpation par M. Verneuil, guérison malgré un érysipèle. (Legallois, thèse, 1873. Paris.)

4. Femme, 47 ans. Lymphadénome débutant il y a 33 ans. Extirpation en 1871 par M. Demarquay. Fortes adhérences entre la tumeur et le maxillaire inférieur forçant l'opérateur à réséquer une portion de l'os. (*Bull. société anat.* 1871, *p.* 131.)

5. Louis, 37 ans. Constitution vigoureuse. Tumeur du cou de la grosseur de la tête d'un fœtus à terme, petite tumeur sous-cutanée de la cuisse. Extirpation par M. le Pr Trélat le 5 oct. Le 19, récidive au voisinage de la plaie par une tumeur qui fait des progrès rapides. Mort subite lors de l'ablation de cette seconde tumeur. A l'autopsie on trouve une généralisation de la tumeur dans les viscères. La tumeur était un lympho-sarcome. (*Bulletin de la société de chirurgie*, 1872.)

6. Annette L., 58 ans. cuisinière. Hypertrophie énorme des ganglions du côté gauche. A droite quelques petits ganglions dans la région sus-claviculaire. Symptômes nombreux de compression, mais état général excellent. Pas de résultats par les injections iodées. Opération pour obvier à l'asphyxie. Enucléation incomplète des ganglions par M. Lannelongue. 12 jours après, mort par ulcération de la veine jugulaire interne. Les tumeurs étaient des lympho sarcomes. (Castiaux *Gazette des hôpitaux 1872.*)

7. Mlle A., 30 ans. Tumeur du cou de la grosseur du poing datant de 3 ans M. Verneuil tente l'extirpation qui ne peut être faite qu'incomplètement, à cause des prolongements de la tumeur et de ses adhérences aux parties profondes. La tumeur se déchire en laissant écouler un liquide puriforme.

Hémorrhagies, délire, mort. A l'autopsie, on trouve du pus dans les veines qui ont été divisées et liées pendant l'opération. La carotide est infiltrée par le néoplasme. La tumeur examinée par M. Malassez était un lymphadénome. (Obs. rec. par M. Bourdon), insérée dans la thése de M. Bergeron.

8. X..., 18 ans. La malade présente un léger gonflement du corps thyroïde. Tumeur de la grosseur du poing, formée par une série de ganglions. Etat général bon; insuccès des injections iodées interstitielles. Extirpation le 24 juin par M. le professeur Broca. Pansement phéniqué. Guérison (Observation recueillie par M. Pozzi et insérée dans la thèse de M. Bergeron).

9. Armand M..., 25 ans. Début de la tumeur il y a six ans. Chapelet de tumeurs circonscrivant le bord inférieur de la mâchoire. Dents cariées. Extirpation le 27 mars par M. le professeur Verneuil. Ligature de la veine jugulaire interne, non suivie d'accidents. Guérison. Les tumeurs étaient des lymphadénomes en voie de dégénérescence fibreuse centrale. Lympho-sarcome dur. (Observation recueillie par M. Cauchois, interne, thèse de M. Bergeron, obs. 6.)

10. R..., 46 ans. Tumeur de l'amygdale énucléée partiellement par M. Panas. Leucocythémie, généralisation presque complète. Mort. (Obs. Valtat, interne, dans la *Gazette hebdomadaire*, 1872.)

11. Mme X... Début de la tumeur en mars 1872 dans la région sous-maxillaire. Diminution après un accouchement.

En 1873, elle reparaît, diminue de nouveau sous l'influence de l'iodure de potassium et est sur le point de disparaître.

L'année suivante, elle repend son volume et était du volume d'un œuf de poule lorsque M. Verneuil l'enleva le 9 octobre 1874; adhérence au périoste de l'os maxillaire inférieur. Guérison.

La tumeur, examinée par M. Marchand, était un lymphadénome. (Obs. insérée par M. Marchand, dans le *Progrès médical*, 1874.)

12. Homme, 51 ans. entre à Guy's Hospital. Extirpation de ganglions du cou hypertrophiés. Mort trente-quatre heures

après à la suite d'accidents dus à l'œdème de la glotte. A l'autopsie, on trouve une généralisation dans l'amygdale du même côté et dans les viscères. Le néoplasme était un lymphosarcome mou. (Obs. Moxon, citée dans les *Archives de médecine*, 1872, août.)

II. — *Observations de lymphadénomes non extirpés.*

1° Observations de lymphadénomes primitifs des ganglions externes.

1. X..., étudiant en droit, 21 ans. Lymphadénome énorme occupant la gaîne des vaisseaux carotidiens et soulevant le muscle sterno-cléido-mastoïdien dans presque toute sa longueur. Diminution notable par les bains de mer et le séjour sur le littoral ordonné par M. Verneuil.

L'amélioration se maintient plusieurs années. (Thèse de Bergeron, obs. 11, p. 68.)

2. X..., tapissier, 34 ans. Lymphadénome des deux côtés du cou ; injections deux fois par semaine et pendant six mois de teinture d'iode, faites par M. Anger. Disparition complète des tumeurs du côté droit, diminution sensible du côté gauche ; l'amélioration persiste plusieurs années. (Thèse de M. Legallois, obs. 11, Paris, 1873.)

3. Femme, 39 ans, concierge. Irrégularités menstruelles. Tumeur débutant il y a huit mois dans la région sus-claviculaire. Volume du poing. Contre indications opératoires en raison des rapports de la tumeur. Gonflement du corps thyroïde. Lorsque la malade sort du service de M. Verneuil, on constate les symptômes de la compression des pneumogastriques. (Thèse de M. Grocler, obs. 1, p. 43.—Paris, 1873.)

4. Homme, 28 ans, maçon, de forte constitution, dents cariées. Début, il y a huit mois, par une tumeur sous-maxillaire. Tous les ganglions de la moitié droite du cou s'hypertrophient.

Amélioration notable par l'emploi de l'huile phosphorée, 1 à 3 millig., disparition de quelques tumeurs (service de M. Verneuil, thèse de M. Grocler, obs 2).

5. Homme âgé. Tumeur ganglionnaire reconnue à l'autopsie pour un lymphadénome. Disparition presque complète sous l'influence d'un érysipèle intercurrent. La tumeur reparaît bientôt. Le malade meurt subitement.
A l'autopsie, altération de la carotide et du pneumogastrique. (Thèse de M. Grocler, obs. 3.)

6. Marat, 43 ans. Lymphadénome de la région parotidienne, adhérent aux parties profondes ; ulcération de la tumeur ; fièvre le soir. (Thèse de M. Bergeron, obs. 12.)

7. Lymphadénome du cou, des aisselles et de la poitrine. Absence d'engorgement des ganglions sous-diaphragmatiques. Mort deux ans après le début de la maladie. Il y avait eu un peu de leucocytose dans la dernière période de la maladie. La mort survint subitement. (Observation publiée par MM. Ledouble et Garnier, dans le *Progrès medical*, 1876).

8. Lymphadenie généralisée. Mort par cachexie. Autopsie donnant les caractères de la généralisation dans un grand nombre d'organes, et en particulier dans la peau, les muscles, etc. (Obs. publiée par M. Barié, dans le *Progres médical*, 1876, p. 237.)

9. Charles (L.), 45 ans, sans antécédents morbides héréditaires ou acquis. Lymphadénome énorme du côté droit déviant fortement la tête. Crises de dyspnée la nuit; l'anxiété respiratoire dure une demi-heure à chaque accès. Surdité du côté droit avec bourdonnements d'oreille. Diminution de l'ouïe du côté opposé. Amygdale hypertrophiée à droite. Leucémie. (Panas, *Bulletin de la Société de chirurgie*, 1872, p. 418.)

10. V... (Louis), âgé de 63 ans. Début par tumeurs ganglionnaires dans l'aine gauche; généralisation dans la plupart des régions ganglionnaires. Les amygdales hypertrophiées ont été déjà extirpées il y a vingt-cinq ans. Santé générale excellente, pas de leucocythémie. (*Bull. société de chirurgie*, 1872, p. 419.)

11. Ernest L..., 26 ans, tumeur de la région parotidienne datant de cinq ans. Entré le 14 mars 1876 dans le service de M. Tillaux. Il y trois mois, cette tumeur s'ouvrit et donna issue à un pus jaunâtre. Maintenant la tumeur est en cer-

tains points dure et rénitente, en d'autres fluctuante. La peau est saine et non adhérente. M. Tillaux porte le diagnostic, lymphadénome. Frictions sur la tumeur avec la pommade iodurée. La tumeur se ramollit sensiblement. M. Tillaux passe un fil au travers du néoplasme. L'écoulement du pus continue lorsque le malade sort. (Note prise dans le cahier des observations du service.)

III. *Lymphadénomes primitifs des viscères.*

1. Homme 69 ans. Lymphomes des ganglions mésentériques et de l'estomac. Vomissements, hémorrhagies stomacales et intestinales, amenant la mort. (*Archives générales de médecine*, 1872.)

2. Lymphadénome de l'intestin ayant débuté par l'appendice iléo-cœcal chez un jeune homme de 22 ans. Symptômes de péritonite chronique. (Dr Picot, de Genève.) (Publiée dans la thèse de M. Demange, 1874. Obs. V.)

3, Alp, G...., 11 ans. Parents probablement morts tuberculeux. Diagnostic : péritonite tuberculeuse. Cécité subite. Mort avec des symptômes de cachexie.
A l'autopsie: Lymphadénome des ganglions mésentériques. Lymphadénie généralisée. Leucocythémie probable. (M. le Dr Rendu, in thèse de M. Demange. Obs. VI.)

4. Malade âgé de 52 ans. Malaise depuis 11 mois. Vomissements, douleurs épigastriques depuis six mois. Il n'y a jamais eu d'hématémèse. A la palpation, on reconnaît l'existence dans l'abdomen d'une tumeur non mobile siégeant à droite sous le rebord costal. Amaigrissement, cachexie, vomissements après le repas. Mort.
A l'autopsie. Lymphadénome envahissant le pancréas, l'estomac, les ganglions voisins, et généralisé dans le foie. (Lépine et Cornil, *Gazette médicale de Paris*, 1874.)

5. Tumeur du médiastin simulant la phthisie chronique. W.-P..., 42 ans, sans antécédents de phthisie ou de cancer. Toux l'hiver avec dyspnée depuis cinq ou six ans. Amaigrissement considérable depuis quelques mois. Dyspnée crois-

sante, nausées, douleur dans le côté droit, matité sous la clavicule droite.

A l'autopsie, lymphadénome englobant l'origine de l'aorte, et les organes de la racine du poumon. (Roth. Société médicale de Bâle. *Revue des sciences médicales*, 1875.)

6. Pleurésie droite développée sous l'influence d'un lympho-sarcome en voie de généralisation. Diagnostic porté : pleurésie cancéreuse, ponctions multiples. Le malade, âgé de 49 ans, meurt par suite d'une bronchite. Il présentait, outre son épanchement pleurétique, de l'ascite et de l'œdème des membres inférieurs. La maladie avait duré deux mois.

A l'autopsie, on trouve des néoformations lymphadéniques multiples dans les ganglions viscéraux. Il n'y avait pas de généralisation dans la rate. (Obs. publiée par M. Peschard dans les *Arch. gén.*, 1874.)

7. Lymphadénome du médiastin. (Pasturaud. *Progrès médical*, 1874.) Douleurs sous-sternales, œdème du bras gauche, phlébite des veines du bras, douleur subite dans la poitrine, attribuée à une embolie. Stase dans la jugulaire. Divers accidents de compression, matité sous-sternale. La malade meurt dans la prostration la plus complète.

8. Lymphadénome des ganglions mésentériques avec généralisation dans divers organes (foie, vertèbres, reins, etc.). Symptômes typhoïdes. (Obs. publiée par M. Kelsch, dans le *Bulletin de la Société anatomique*, 1873.)

BIBLIOTHÈQUE NATIONALE R.F. IMPRIMÉS

Paris. — A. PARENT, imprimeur de la Faculté de Médecine, rue M.-le-Prince, 29-31.

www.ingramcontent.com/pod-product-compliance
Ingram Content Group UK Ltd.
Pitfield, Milton Keynes, MK11 3LW, UK
UKHW020314220726
13923UKWH00003B/1154

9 782019 239992